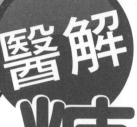

醫解

日常預防X飲食

U0054264

糖尿病

武龍醫師的控糖解方、
臨床案例與醫療實證

台灣每 **3** 分鐘，就有 **1** 人罹患糖尿病，
全球每 **5** 秒，就有 **1** 人因糖尿病死亡！

內分泌新陳代謝科醫師
莊武龍 著

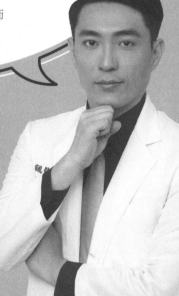

── 一本解決 ──

☑中風 ☑失智 ☑洗腎 ☑心肌梗塞
☑神經病變 ☑骨鬆 等併發症

血糖自救	**體重管控**	**預防醫學**
當心忽高忽低	告別糖毒	自我症狀監測
臨床案例	**索命元凶**	**胰島細胞**
糖尿病醫療實錄	遠離併發症	逆轉致病機轉

目錄

contents

目錄

contents

PART
2
醫療實錄篇──健康永續行動 ●●

醫療現場！
各類型糖尿病臨床療癒實證

目錄

contents

血糖穩當・糖尿病 STOP，
為自己與家人做好健康把關！

我常說，醫師的角色就像是一名「偵探」或「推理家」，需要透過一些蛛絲馬跡的線索（症狀），對於現況抽絲剝繭（疾病分析、診斷），進而找出真正的元凶（問題所在）！

現代人的文明病，往往是吃出來的！

2019 年，我彙整臨床門診中 30 個的經典案例，出版了《逆轉營養素：營養應用醫學診療室，調理改善大小毛病的控糖筆記》，就是從「症狀入手」，一路釐清「致病原」，進而對應到「營養缺失」的關鍵，期許幫助患者找到他們疾病的原因，以及背後所潛藏的營養問題，受到不少的迴響。

你可能不相信，很多人明明想要「養生」，卻在無形中「養出一個病體」，而且往往病從口入！

因為飲食問題造成的血糖異常，往往是引發許多疾病的根源，首當其衝的就是為此受到損害的胰臟功能。

因為人們進食後，血糖隨之上升，胰臟就會分泌胰

島素來控制血糖，然而過量的食物、過多的糖分造成血糖持續忽高忽低，長期下來，胰島素阻抗變得更嚴重，胰臟分泌胰島素的功能也變得更差，之後就形成了糖尿病。

因此，可以這麼說，現代人的文明病、身體的好與壞，往往都是「吃」出來的，有部分的糖尿病也是因為飲食習慣出問題所導致。

對糖上癮，陷入疾病的迴圈

工作繁忙且緊湊的現代人，常常透過含糖飲料、蛋糕、甜點來達到舒壓效果，而不知不覺對糖上了癮。

我也經常看見前線的醫療人員，每次在急救完之後，喜歡喝一杯珍珠奶茶，藉此緩解緊張的情緒，同時也為自己充電，以便因應下一次的挑戰。

後來我發現，大家之所以會選擇這些食物，一來這些食物容易取得，二來便宜又能及時補充能量，三來也看似無害，然而真相並非如此。當時間拉長來看，其實有點像慢性中毒的概念。

含糖飲料的升糖指數極高，導致血糖上升速度快，下降也快，我們之所以控制不了這個「想吃」的衝動，

都是因為背後的血糖劇烈震盪幅度，等到原本升高的血糖抖降下來，就會想再透過「吃的行為」，重新達到那個內心的滿足感。

當下覺得自己又餓了，但實際上是已經吃過頭，餓了又吃、吃了又餓，陷入惡性循環之中，於是慢慢地形成三高、肥胖體質，最後引爆糖尿病等慢性疾病，這是一件非常可怕的事情。

特別是很多患者，都是一群認真工作、為生活打拚、為家庭盡心、為夢想盡力的各領域人士，身為一名醫者，當然不願意大家受疾病之苦，這也是我長期撰寫衛教知識，經營「控糖筆記」、繼續寫書，推廣健康的最大主因。

預防糖尿病，遠離各種致命的慢性病與併發症

門診時常遇到病患與他們的家屬，一旦被宣告罹患糖尿病，往往不知道如何因應和處理而滿是焦慮。

資訊爆炸的現代社會，很多人習慣在漫漫網海中發問、尋求答案，然而網路上資訊混雜、真偽難辨，病人或家屬如果誤信比較偏差的觀念、買了來路不明的食品、嘗試缺乏實證依據的療法，進而影響糖尿病的控制，可說既花錢又傷身。

因此，我想透過這本《醫解糖尿病：武龍醫師的控糖解方、臨床案例與醫療實證》，聚焦於「糖尿病」主題，分享如何從日常生活中掌握三大健康關鍵，從「健

康觀念」建立，再落實「健康永續」行動，不只是降低罹患糖尿病風險，更要遠離各種致命的慢性病與併發症，為自己和家人做好健康把關。

當我們對身體多一分關心，就能少一分擔心，同時早一步行動，進而換來百分百的安心！

現在起，讓我們一起往健康的路上邁進。

莊武龍

鹿港基督教醫院內分泌新陳代謝科主任
鹿港基督教醫院內分泌新陳代謝科主治醫師

聲明

關於本書分享的健康衛教、控糖解方、臨床經驗、飲食及運動建議等，僅供評估參考；由於每個人的體質和狀況皆不同，進行任何療程方案、營養和運動之前，請先諮詢專業醫療人員。

因此，若身體已有明顯病兆，特別是糖尿病及其相關併發症，應積極檢查與就醫，才能對症而解，找回身體的平安與健康。

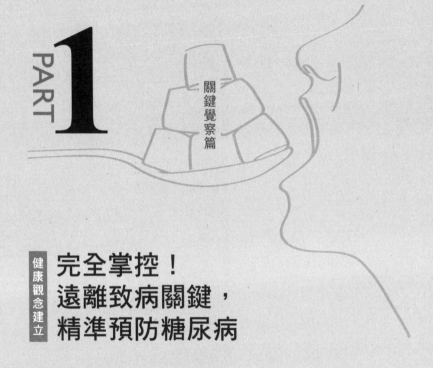

PART 1

關鍵覺察篇

健康觀念建立

完全掌控！
遠離致病關鍵，
精準預防糖尿病

糖尿病可說是一種生活習慣病！日常中要時刻提防身體發出的徵兆，及早發現，及早治療，讓自己免於罹患糖尿病的風險。

本章以生活化的專業角度出發，系統性歸納、剖析糖尿病「防病關鍵」，提供面對糖尿病的正向觀點，讓大眾從日常的預防與養護中，找回健康。

1

驚爆過量危機！
從糖癮、糖害到糖毒

糖尿病，顧名思義就是一種由「糖」引起的代謝紊亂疾病。戒除糖癮（Sugar Addiction），截斷糖害（Sugar Damage）、糖毒（Glucotoxicity）的形成路徑，自然能夠遠離糖尿病等慢性病的致命威脅。

「我才 20 多歲，怎麼可能會得糖尿病！」

「武龍醫生，到底什麼是糖尿病？」

「該怎麼知道，自己有沒有糖尿病？」

「多吃、多喝、多尿，就是糖尿病徵兆嗎？」

「糖尿病會不會好？有可能根治嗎？」

　　許多患者會有各式各樣的疑惑，在有限的門診時間下，無法將糖尿病的前因後果說得清楚明白，無形中恐怕加深民眾的擔心與害怕，這也是我最不樂見的事情。

因此，為了好好闡述、分享並釐清這些見解、迷思，本書以生活化的專業角度出發，系統性歸納、剖析糖尿病「防病關鍵」，提供面對糖尿病的正向觀點，讓大眾從日常的預防與養護中，找回健康。

糖尿？尿糖？血糖？原來都是「糖」惹的禍！

糖尿病，到底和「糖」有什麼關係？

糖尿病，顧名思義就是一種由「糖」引起的代謝紊亂疾病，導因於胰島素的分泌或功能出現異常，造成血糖值升高（血液中的糖分無法被細胞充分地利用和儲存），此時過多糖分就會隨著尿液排出體外，就是俗稱為「糖尿」或「尿糖」。

臨床上判別是否罹患糖尿病，基本上有一個檢驗標準，關鍵就在於「血糖」相關數值，評估重點包括：糖化血色素、空腹血漿血糖、隨機血漿血糖、高血糖症狀等，依照衛生福利部國民健康署彙整評估標準，參照如下：

項次	評估重點	數值／症狀
1	糖化血色素（HbA1c）	≧ 6.5%
2	空腹血漿血糖	≧ 126 mg/dL
3	口服葡萄糖耐受試驗第 2 小時血漿血糖	≧ 200 mg/dL
4	典型的高血糖症狀	多吃、多喝、多尿與體重減輕
	且隨機血漿血糖	≧ 200 mg/dL

＊備註：前 3 項標準需有 2 項以上異常，即是糖尿病，有些個案要留意是否有干擾糖化血色素（HbA1c）因素。

根據衛生福利部統計 2021 年十大死因，糖尿病位居總排名第五位，僅次於惡性腫瘤（癌症）、心臟疾病、肺炎、腦血管疾病而已。（十大死因 6 至 10 名依序為：高血壓性疾病、事故傷害、慢性下呼吸道疾病、腎炎腎病症候群及腎病變、慢性肝病及肝硬化。）

若依性別來觀察，因糖尿病而死亡的男性佔第五位、女性佔第三位，目前全台灣約有 200 多萬名糖尿病友，而且每年以 25,000 名的速度持續增加，可說相當驚人，為了身體的長治久安，關鍵仍在於養成良好的生活習慣。

日常中要時刻提防身體發出的徵兆，除了及早發現，及早治療，更要及早預防，讓自己免於罹患糖尿病的風險，舉凡：吸菸、飲酒過量、飲食不均衡、肥胖、缺乏運動、血脂異常、內臟脂肪、患有高血壓或高血脂、熬

夜、壓力、遺傳等，都是可能引發糖尿病的危險因子。
由上可知，糖尿病可說是一種生活習慣病。

糖尿病的潛在風險因子

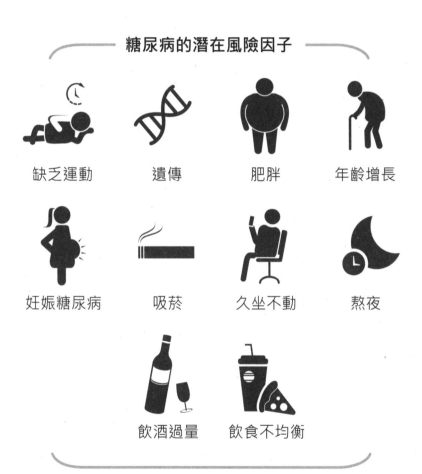

缺乏運動　　遺傳　　肥胖　　年齡增長

妊娠糖尿病　　吸菸　　久坐不動　　熬夜

飲酒過量　　飲食不均衡

同時，依照「中華民國糖尿病學會」每年公告《糖尿病臨床照護指引》，其中曾指出成人糖尿病的治療目標，彙整提供參考：

血糖	糖化血色素（HbA1c）	< 7.0%（需依照個別化考量）
	飯前血糖	80 ～ 130 mg/dL
	飯後 1 至 2 小時血糖	80 ～ 160 mg/dL
血壓	高血壓併糖尿病患者	< 140/90 mmHg
	若有較高心血管疾病風險	< 130/80 mmHg
血脂肪（首要目標）	低密度脂蛋白膽固醇（LDL-C）	< 100 mg/dL
		< 70 mg/dL（如有心血管疾病）
血脂肪（次要目標）	總膽固醇（TCH）	< 160 mg/dL
	高密度脂蛋白膽固醇（HDL-C）	> 40 mg/dL（男）> 50 mg/dL（女）
	三酸甘油酯（Triglyceride）	< 150 mg/dL
生活型態改變	戒菸	強烈建議
	運動	中等強度以上的有氧運動，建議每週 >150 分鐘，每週至少 3 日以上，每週 2 ～ 3 次阻力運動。

生活型態改變	身體質量指數（BMI）	$18.5 \sim 24\ kg/m^2$
	腰圍	< 90 cm（男） < 80 cm（女）

＊資料來源：中華民國糖尿病學會指引。

糖癮一犯，就停不了？遠離糖尿病，從「控糖」做起！

「武龍醫生，我已經吃很少了，血糖怎麼還是這麼高？」

臨床中，一名貨車司機患有糖尿病問題，儘管飲食上已經有所節制，忍受著半夜飢餓的肚子，白天常常無精打采，卻仍然控制不了持續往上飆升的糖化血色素（HbA1c），經過診斷才發現問題原來出在「便當」上！

▲糖化血色素（HbA1c）數值參照表

	安全值	糖尿病前期	糖尿病
參照數值	$\leq 5.6\%$	$5.7 \sim 6.4\%$	$\geq 6.5\%$

▲正常人血糖值

空腹血糖	$70 \sim 100$ mg/dL	餐後2小時血糖	< 140 mg/dL	糖化血色素	< 5.7 %

由於工作性質，有些人的三餐只能在短暫的休息時間簡單解決，最快的方式就是購買現成便當，相對地也就比較無法挑選菜色，而且主菜多為油炸物，調味過多的醬料與油脂（高油、高糖、高鈉、高熱量），加上口渴時就喝手搖飲，雖然明知道無法解渴，但是糖癮一犯，嘴巴就是停不了，大大增加了「糖害」的危機，這樣子血糖怎麼可能降得下來？

　　血色素（Hemoglobin）又稱作血紅素、血紅蛋白，是一種蛋白質，英文簡稱為「Hb」，通常作為是否貧血的檢查。糖化血色素則是血液中的葡萄糖進入紅血球，與紅血球內的血色素結合所形成的產物，人體在 3 個月內的平均血糖越高，血液中的糖化血色素就越多，所以可以測定糖化血色素，作為 3 個月的血糖平均值的參考標準。

　　HbA1c 就是會被糖化的血色素中，其中一種血色素，因為 HbA1c 的含量比較多，所以被拿來當作平均血糖的指標。所以，我們常講的糖化血色素要小於 7%，其實是指測得的血色素 HbA1c 跟所有血色素的百分比，這個值要小於 7%。

　　然而，人體一旦攝取過多的糖分子，將與蛋白質分子結合，經由「糖化」（Glycation）形成不可逆的「糖化終產物」（Advanced Glycation Endproducts, AGEs），即糖化作用。「糖化終產物」過多將有害人體。

　　因此，若吃進過多甜食、含糖飲料，將使血液中葡萄糖濃度急速升高，引發糖化反應。

關於糖化作用

　　血中的葡萄糖代謝與蛋白質結合後，會形成糖化終產物（Advanced glycation end products, AGEs），糖化終產物過多時，身體就會發炎，也會引發更多疾病。

　　檢測糖化血色素 HbA1c，可以推測得知近 3 個月的平均血糖數值。

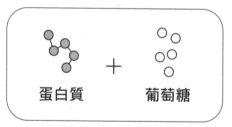

蛋白質　　　　＋　　　　葡萄糖

糖化
作用

糖化終產物 AGEs

一般正常人的糖化血色素 HbA1c 的安全值，大約落在 5.6% 以下。根據醫學統計結果，每降低 1% 的糖化血色素 HbA1c，就能降低糖尿病 21% 的致死率、微小血管（如眼睛、腎臟等）33 至 37% 的病變、大血管併發症（如心肌梗塞、中風等）12 至 16% 的發生或惡化。

　　但是糖化血色素並非越低越好，主要是維持穩定狀態，同時還需與空腹（飯前）與飯後血糖一起進行評估。

　　透過全面性地評估之後，這位司機大哥開始有意識且有方法地「控糖」，採取少油、少鹽、少糖及高纖的「低 GI 飲食法」，並搭配適當對症的營養素，終於讓糖化血色素趨於平穩狀態，整個人也開始恢復神采。

　　因此，戒除糖癮成為當務之急的一件事，當我們避免「糖」的過量危機，也就不會順勢發展成後面的糖毒（Glucotoxicity），自然能夠遠離糖尿病等慢性病的致命威脅。

壞空氣，讓人罹患糖尿病？

「罹患糖尿病，跟你吸了數十年的壞空氣有關係！」一位病人來到診間診斷出糖尿病，醫師這麼對他說，令他相當不可置信。

「光是呼吸就變胖」這個說法，大家可能會認為是玩笑話，但如果常常吸入的是髒空氣的話，那可就是造成肥胖的原因之一了！

美國曾有研究跟調查指出，空氣每增加 PM 2.5 濃度 $10\ \mu g/m^3$，當地居民得到糖尿病風險會增加 1%，台灣的研究結果顯示，PM 10 濃度也會跟空腹血糖及糖化血色素增加有關。

曾有科學家讓正常飲食的老鼠吸入 PM 2.5，實驗結果發現，這些吸到髒空氣的老鼠，幾週後的胰島素阻抗就增加了，也就是未來很容易就會變成糖尿病。因此，平日還是要留意空氣汙染帶來的後遺症。

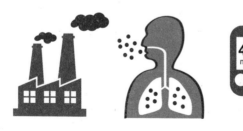

2

血糖 × 忽高忽低
恐釀致命危機！

吃下大量的糖果、餅乾、麵包等精緻澱粉的加工食品，無形中餵養成「糖癮」、「食癮」傾向，導致血糖急遽飆高……。

「吃太多垃圾食物，當心牙齒掉光光，還會變成大胖子！」

「在床上吃點心，小心螞蟻、蟑螂爬進耳朵裡！」

小時候經常聽大人語帶威脅地告誡我們，不要老是吃零食。

其實大人們也是出於善意，因為吃下大量的糖果、餅乾、麵包等精緻澱粉的加工食品，無形中餵養成「糖癮」、「食癮」傾向，導致血糖急遽飆高，不只影響正餐的食慾，造成營養攝取不均衡，防腐劑、反式脂肪等

還會導致身體慢性發炎，破壞腸道菌相，使免疫力下降，對健康可說有害而無益。

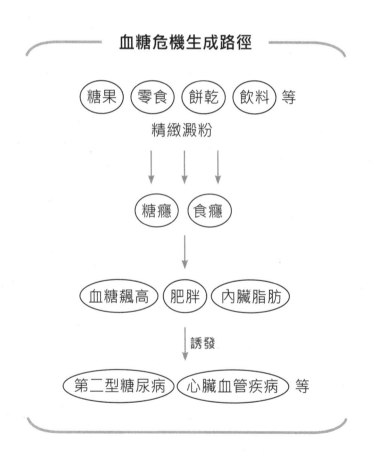

血糖危機生成路徑

糖果 零食 餅乾 飲料 等
精緻澱粉

糖癮 食癮

血糖飆高 肥胖 內臟脂肪

誘發

第二型糖尿病 心臟血管疾病 等

輕忽升糖指數，搭上血糖雲霄飛車

　　儘管糖尿病患者並非都是因為愛吃糖引起（背後原因太多），但愛吃糖（糖癮）的人就有很大機率成為糖尿病的高危險群，誘發第二型糖尿病（Type 2 Diabetes Mellitus, T2DM）。

　　過多的糖分會被轉化成脂肪，囤積在體內，不只外表看起來肥胖，還會形成內臟脂肪，增加心臟血管等慢性疾病的染患風險！

　　我自己的第一本著作《逆轉營養素：營養應用醫學診療室，調理、改善大小毛病的控糖筆記》（博思智庫，2019 年出版）就曾談及血糖控管的關鍵，應避免過高的醣類、碳水化合物和油脂，而且相同重量、相同「熱量」的不同食物，也可能造成血糖上升幅度不同，為了不同食材可以有比較的標準，科學家制定了一個「升糖指數」的指標，幫助人們能夠更準確地控糖。

　　「健康 5.0 肥胖暨代謝研究中心」蕭慎行院長的《矯正代謝力》（博思智庫，2020 年出版）同樣指出：「一旦血糖過量，就會堆積在血液裡面，就等同身體器官全都泡在糖水中啊！……美味誘人的糖，竟成了傷害身體的『糖毒』，過多無法處理的脂肪，也會形成『脂毒』。」因此，血糖就是其中一個重要的關鍵字！

日常控糖，留意飯後升糖幅度

衛生福利部國民健康署曾提出「控糖五撇步」，包括：「健康飲食 三少一高」（低脂、低糖、低鹽及高纖維飲食）、「規律運動 週週 150 分鐘」、「控制體重 減輕負擔」、「規律服藥 按時規律」、「監測血糖 規律自主」，非常適合作為日常的養護。

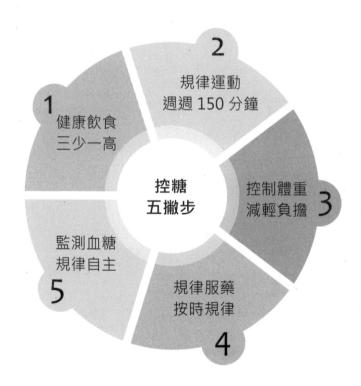

因此，我們可以清楚知道，當日常飲食中忽略升糖指數，就會造成血糖忽高忽低的情況，猶如乘坐雲霄飛車，導致組織細胞形態與功能性的損害。

▲ 升糖指數（高 GI／低 GI）圖示

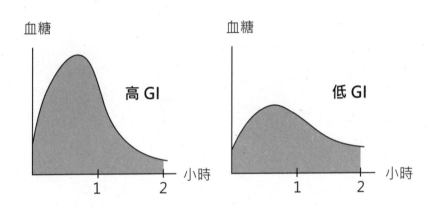

升糖指數就是跟血糖上升有關的指數，英文為 Glycemic Index，簡稱為 GI 值。

空腹時服用「葡萄糖」後，每 15 到 30 分鐘，量一次血糖，2 個小時時間內的血糖變化，就像圖示左邊範例的區塊，進食「葡萄糖」後，得到的平均區塊面積大小，定為 100 的相對數值。

升糖指數是一個比較值、比例尺的概念。當我們把「葡萄糖」訂為 100，而經由實驗量測其他食物進食後的血糖變化結果，與「葡萄糖」做比較，可以訂出食物的升糖指數。食物的升糖指數可為 0 到 100，或甚至超

過 100。

一般而言，若是 GI 值在 70 以上，稱為「高 GI」；若 GI 值在 55 以下，就稱為「低 GI」。例如蘋果的 GI 值通常在 55 以下，所以蘋果是低 GI 食物。

常見的中低 GI 食物有蘋果、香蕉、地瓜，而常見的高 GI 食物，包括白米、麵包、荔枝。

不過，要特別留意，低 GI 值食物不等於低熱量食物。

升糖指數代表的只是食物會讓人體血糖上升的幅度，不代表食物的熱量。GI 值的高低，不代表食物中的碳水化合物含量高低，而且食物裡面還含有油脂及蛋白質，這些都是熱量來源之一。

一般民眾與讀者可以透過「食物 GI 值」，作為飲食種類的選擇與參考。若是要執行減重的患者，除了要控制好血糖的波動幅度，還要算好食物熱量，沒有算好熱量，即使都吃低 GI 值食物，也是會變胖的！

此外，不同食物的攝取順序，或是不同升糖指數的食物同時攝取，都有可能互相影響，所以飯前與飯後的血糖量測，還是不可少，才能真正落實控糖的行動，為自己與家人的健康做好把關。

食物 GI 值選擇參照表

不同地區、不同種植方式的同種食物，都可能會有不同的升糖指數，進一步評估食物的升糖指數，可至雪梨大學的網站查詢。（網址：http://www.glycemicindex.com/）

食物類別	低 GI 食物（GI 值 <55）	中 GI 食物（GI 值 55～69）	高 GI 食物（GI 值 ≥70）
全穀根莖類（主食類）	大麥、義大利麵	糙米、甜玉米、米粉、烏龍麵、番薯、芋頭	白飯、馬鈴薯、全麥麵包、全穀麵包、南瓜
豆魚肉蛋類	鷹嘴豆、小扁豆、腰豆、大豆		
低脂乳品類	全脂牛奶、脫脂牛奶、優格、冰淇淋、豆奶	米漿	
水果類	蘋果、柳橙、香蕉、桃子	鳳梨、芒果	西瓜

＊資料來源：Fiona S. Atkinson al.,"International Tables of Glycemic Index and Glycemic Load Values: 2008." Diabetes Care. 2008 Dec; 31（12）: 2281–2283.

正確搜尋各類食物 GI 值，讓專業的來

很多網站或是部落格都會提供一些常見食物的升糖指數（GI 值），不過往往會發現，自己想知道的食物，並不在表單上面，又或是數值有誤的情況。

其實，不少研究升糖指數的論文，也有檢附一些常用到的升糖指數數值，然而對於想要進階瞭解的民眾，這裡提供雪梨大學（The University of Sydney）的資料庫，方便進一步正確查詢。

這個資料庫可以查詢豐富的食物品種和品項，當然，如果還想要研究台灣某種食物的升糖指數，像是粽子、肉圓等，也可以委託單位研究，幫忙計算食物的升糖指數。如果想知道升糖負荷（Glycemic Load, GL 值）的數值，這個網站也可以一併查詢得到，真的是相當便利。

查詢步驟如下：

首先，進入以下網址：「https://glycemicindex.com」之後，看到網頁（圖 1），頁面往下有一個表框，可在「Food Name」（食物名稱）下的空白欄位，用英文鍵入想搜尋的食物名稱。我以搜尋蘋果（apple）為例，才鍵入「ap」，就貼心地出現相關提示，確認後按下「Find Records」，頁面上就會跳出搜尋結果（圖 2）。

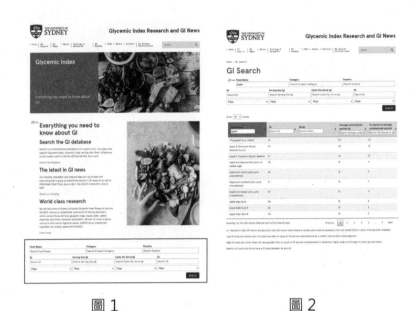

圖1　　　　　　　　　　圖2

　　有沒有發現什麼驚人的事實？即使只搜尋蘋果，然而品種不同、產地不同，GI 值都會不一樣，有的不到 30，有的甚至超過 40。其實，升糖指數是個比較過後的結果，對於自己愛吃的食物，可以檢測幾次「吃之前」跟「吃之後」的血糖變化，之後就能掌握到專屬個人的升糖指數，也就能更好地控制血糖了。

醫解 糖尿病

控糖 × 精準預防，
聰明擇食！

稀飯比乾飯的血糖上升幅度更高；糯米則比白米、糙米的血糖上升，相對來得高。

當我們吃進含有碳水化合物的食物之後，即使是正常人，血糖都會有上升的狀況。

一般人的飯後血糖最高點，會在飯後約 1 小時出現，之後緩緩下降。而糖尿病患者在沒有用藥物治療的情況下，飯後血糖通常可能是飯後約 2 小時為最高點，之後才緩緩下降。若是吃的東西比較油膩，血糖下降的速度可能會變得很緩慢，有的時候甚至飯後 3 小時還降不了多少。

以上就是進食後的血糖變化，以及升糖指數的關係。

擇食重點：留意升糖指數

一般而言，進食後，升糖指數最快的食物類型，都是「比較液化的食物」。

舉例來說，如果將「吃飯」跟「吃稀飯」做比較，吃完「稀飯」後的血糖上升幅度會比「乾飯」來得快，也比較高，因為稀飯（含有液體）的食物結構比較細，加速人體的吸收。

此外，就是食材的種類，糯米的分子結構多為支鏈澱粉，如果吃肉粽（糯米），血糖會上升得比一般吃白飯還要高，而且胃排空的速度會變慢，因此有些人很容易脹氣。糖尿病患者應避免食用過多糯米，或者可適當選擇糙米或胚芽米作為主食。

控糖的成功與否，也會牽涉到糖的「密度」，這裡就要跟大家釐清「醣」與「糖」的差別。

「醣」泛指所有的碳水化合物（產糖食物的統稱），又分為單醣、雙醣、寡醣、多醣；「糖」則是具有甜味的醣類，可溶於水的有機化合物晶體，如葡萄糖。其中結構越複雜，分解成細小葡萄糖的時間越慢，血糖上升慢，升糖指數也比較低。

▲ 關於醣的類別參照表

碳水化合物	類別
單醣	葡萄糖、果糖、半乳糖
雙醣	蔗糖、乳糖、麥芽糖
寡醣	三醣（如棉子糖）、四醣（如水蘇糖）
多醣	直鏈澱粉、支鏈澱粉、肝醣（醣元）

舉個例子來說，牛奶的升糖指數大約是 27，雖然可能會歸屬為低 GI 食物，可是牛奶含有乳糖，乳糖又可被分解成葡萄糖及半乳糖。所以當我們喝進牛奶之後，乳糖分解成更為細小的葡萄糖，血糖也是會上升。只是因為乳糖還需分解為葡萄糖，所以喝牛奶不像會喝市售的手搖含糖飲料一樣，馬上血糖飆升。

不過，針對牛奶衍生的加工乳製品，也要留意食品添加劑問題，不可過量攝取，乳糖不耐症也要避免飲用。

此外，若是經常喝含糖飲料，分解成葡萄糖的速度很快，血糖急遽上升與下降，就容易誘發胰島素阻抗，增加罹患糖尿病的風險，不可不慎。

控糖兩關鍵：進食順序、細嚼慢嚥

當我們進食後，血糖會上升，此時胰臟會分泌胰島素來控制血糖。除了胰島素之外，腸道分泌的「腸泌素」會讓大腦產生飽足感，同時有助於血糖控制。

此外，很多人容易忽略的一件事，進食順序也會影響血糖上升的幅度！

用餐時，如果先吃蔬菜和肉類（蛋白質），後面再吃含醣主食（麵食、吐司麵包、米飯），血糖上升的幅度會小於先吃主食，再吃蔬菜和肉類的幅度。

改變進食順序，並沒有改變我們所攝取的醣分或熱量，但是有研究顯示，先吃魚或肉，15分鐘後再吃米飯，血液中的腸泌素濃度會比先吃米飯來得高，而且血糖波動幅度也比先吃米飯的這組小。

飽足感並不只是來自於腸胃已經膨脹起來，大腦的感覺也是關鍵因子。

「武龍醫生！我也是先吃肉，再吃飯，順序沒有錯，為何血糖還是直線飆升？」患者經常這樣問我。

「吃肉」跟「吃飯」的中間，需要有一個間隔時間，不能太快。進食的過程慢慢咀嚼和細細品味，吃蔬菜或肉類的過程就能啟動腸胃的消化及內分泌開關，10～15分鐘之後，再吃主食（米飯），才有控糖效果。

除了進食順序之外，還要注意是否細嚼慢嚥。進食後，血糖上升、腸胃道膨脹，再加上血液中的腸泌素上升，會讓大腦產生飽足感。

當我們吃得非常快的時候，腸胃道膨脹和腸泌素的訊號，沒有充足傳達到大腦，就會覺得還沒有吃飽而一直進食，無形中吃下過多的熱量。若是前往「吃到飽」

餐廳或火鍋店，再搭配快節奏的背景音樂，可能就會吃進過量餐點。

有些人進食後的飽足感比較低，大腦對於飽足感比較遲鈍，所以經常不知不覺吃過頭，攝取過多的熱量或醣分，進而影響減重或控糖。

因此，想要提升飽足感，除了食材的選擇外，另一個是讓大腦休息跟滿足。

「吃東西的時候，可以先看一下今天的菜色是什麼，然後聞一聞味道，再細嚼慢嚥，好好品嚐食物的酸甜苦鹹……。」我時常跟門診病患說。

好好感受眼前的食物，有助於食慾的控制。除了食物本身的滋味，透過聞食物的味道，嗅覺也會給予腦部正向回饋，帶來滿足感。

所以，我建議吃飯不要看電視或滑手機，這樣不但無法專注在「吃」這件事情上面，也較難控制食慾，不小心就會吃得過量，也容易把空氣吞下肚子，造成腹鳴、打嗝，加上沒有嚼碎食物，容易增加胃的工作負擔，引發後續的相關毛病，可謂得不償失。

人體的五感會促發大腦反饋，我們不只從飲食獲得身體所需的營養和能量，也透過食物帶來生活的享受，獲得精神上的放鬆與舒壓。遠離糖尿病，找回生活品質，就從精準控糖、聰明擇食做起！

代糖或人工甜味劑，影響血糖上升？

研究發現，使用代糖或人工甜味劑（Non-caloric Artificial Sweeteners, NAS）可能增加糖尿病的風險。

在老鼠實驗中，可以發現使用代糖會增加腸道 SGLT-1（Sodium-dependent glucose cotransporter 1）的功能，進而增加葡萄糖的吸收，以及上升飯後血糖的濃度。但是代糖用在人體的反應，到底會是如何呢？目前相關的實驗並不多。

2017 年，歐洲糖尿病研究學會上，Richard Young 等研究學者發表了人體的實驗結果，一共有 27 位的健康受試者加入實驗，14 個被隨機分配到實驗組，13 個被分配到對照組。

實驗組的飲食中加入代糖，一天會攝取的成分含有蔗糖素（Sucralose）92 毫克和乙醯磺胺酸鉀（Acesulfame Potassium）52 毫克。代糖會裝在膠囊中讓受試者服用，一天服用 3 次，連續服用 2 個星期。

參與實驗的人，會在使用代糖前、代糖後，分別到實驗室接受腸道內視鏡檢查，並於十二指腸內實行葡萄糖灌注共 30 分鐘。

實驗過程中，觀察受試者的葡萄糖吸收程度、血糖變化、胰島素濃度和腸泌素的濃度變化。

實驗結果顯示，使用兩星期代糖的正常健康者，葡萄糖的吸收增加了，血糖對於腸道的糖分反應也升高了，

腸泌素濃度的釋放卻減弱了。

研究結果支持了長期使用代糖的人，可能會有飯後血糖升高，並有糖尿病的風險。不過，目前代糖對人體的影響，或許還需要許多研究跟實驗證明。

但我仍建議多吃天然食物、學習食物代換，同時改變運動跟飲食習慣，讓自己朝健康之路前進。

控糖明明可以簡單，為何要複雜？

每次看到有人要用很極端或複雜的飲食型態，來改善胰島素阻抗，我都很想對他們說：「控糖可以簡單，為何要複雜？」

人體的身體組成不外乎骨頭、肌肉、脂肪組織和水。然而，有人會對於身上有太多脂肪，而感到十分難過，但是人體身上的脂肪也是有分類的！

脂肪組織分成棕色脂肪組織（Brown Adipose Tissue, BAT）及白色脂肪組織（White Adipose Tissue, WAT）。

一般而言，白色脂肪越多，身體越不健康，棕色脂肪卻可以幫助我們燃燒熱量。如果體內的棕色脂肪越多，代謝率可能也會越高，而棕色脂肪會利用葡萄糖，所以也有越來越多的研究探討，能否利用棕色脂肪來控制血糖、改善肥胖。

「武龍醫生，該怎麼增加棕色脂肪呢？」

目前生理學跟研究告訴我們，增加低溫暴露可以增

加棕色脂肪，但是低溫暴露增加的棕色脂肪，真的能夠改善血糖或胰島素阻抗嗎？

2017 年，一篇發表在《臨床內分泌和代謝雜誌》（The Journal of Clinical Endocrinology & Metabolism）的研究，值得大家關注。

實驗一共有 15 個人參與，實驗方式主要是受試者於早上空腹抽血後，進行對於溫度的暴露 100 分鐘，然後接著接受靜脈的葡萄糖注射，並觀察血糖變化，之後再接受測試，觀察胰島素敏感度的變化。實驗要做 2 次，一次是暴露於 22℃ 的溫度，另一次是暴露於 18℃ 的溫度。

實驗結果顯示，接受低溫暴露的時候，血糖會比一般溫度時還要低，而且低溫暴露會增加棕色脂肪的活性，並且增加周邊組織對於葡萄糖的利用，但是並不會增加胰島素的分泌。也就是說，低溫暴露增加了胰島素敏感性，減少了胰島素阻抗。

有人會問，還有沒有其它相關研究呢？當然有。拿一個在冷水中游泳的研究來說，發現讓中年人到冷水中游泳 6 個月，可以改善胰島素阻抗，增加胰島素敏感性。但是男女或不同 BMI 的人，對這個方法的效果可能不一。

就像我開頭所說：「如果有更簡單的方式，我們為什麼要用得那麼複雜呢？」

冬天血糖上升，並非都是因為吃！

　　冬天或寒流來襲時，很多人的血糖都會上升，有些人是因為吃得比較多，導致血糖上升，但有另一群人或糖尿病患者，明明沒有吃得比較多，體重也沒有增加，每天也按時服藥，血糖就是持續往上攀升，到底為什麼？

　　目前研究指出，一部分原因是天氣寒冷，氣溫下降，刺激腎上腺素分泌，而腎上腺素又能促使肝臟內儲存的糖分釋放，使得肌肉等組織對糖分的吸收和利用減少，導致血糖升高，所以才會在寒冷的季節，發生血糖上升。

　　另外，氣溫驟降，增加感冒的機會，糖尿病患者若發生感冒或流感，這些繼發疾病和糖尿病將相互影響，不僅使糖尿病難以控制血糖，併發症也會難以治癒。

　　不過，也有人因寒冷而使血糖下降，雖然目前尚未有確切原因，但之前有人會在半夜血糖下降，造成低血糖狀態，而且低血糖後，血糖反彈性上升，結果又造成高血糖，形成惡性循環。因此，也要特別留意是否有低血糖的潛藏問題。

　　綜合上述，天冷時請留意以下3點：一、保暖、保暖、再保暖；二、正向思考，減低情緒壓力；三、避免低血糖，並且適度增加一些運動量。

4

胰島素阻抗 × 糖尿病
關鍵致病機轉

∞

為什麼有時候葡萄糖無法順利轉化成能量，問題就出在
「被拒於門外」！

∞

想要打開人體細胞的葡萄糖利用及代謝運作，需要
同步啟動胰島素的運作開關。

熱量及血糖代謝就像一台車的運轉。血糖就像是汽
油，可當能量來源。胰島素就好比汽車加油箱的油門開
關按鈕，或是鑰匙孔，當這個按鈕壞掉了，加油的油門
就無法被打開，此時血糖就無法進入細胞，導致細胞發
炎、萎縮、壞死，身體也就無法正常運作，一如沒有油
就無法發動的汽車。

有些人的胰島素開關可能有點小故障，需要多按幾

下才發動得了。就像有些肥胖或代謝異常的人，胰島素需要分泌很多量，血糖才得以進入細胞裡面，這也是我們常常所說的「胰島素阻抗」（Insulin Resistance）。

雖然有的人一開始沒有「胰島素阻抗」，但若是飲食過度，過多能量囤積在身上，也會形成過多脂肪，使身體持續產生發炎現象，造成肥胖、三高等代謝症候群及胰島素阻抗。

另一種常見問題是胰島素分泌過少或無法分泌，很可能是胰臟 β 細胞（Beta cells）受損，此類型就是通常俗稱的「第一型糖尿病」（Type 1 Diabetes Mellitus），通常只能透過注射胰島素控制血糖；另外還有一種是胰島素分泌相對不足，患者本身並不肥胖，飲食也沒有過量的問題，但是因為胰臟功能受傷或老化，所以需要藉由積極的飲食控制，才能順利調控、降低血糖。

然而若是功能退化太多，可能也需要胰島素輔助治療。最常見的「第二型糖尿病」（Type 2 Diabetes Mellitus）其實混合有「胰島素阻抗」及「胰島素分泌不足」的問題。

若是胰島素分泌不足，即使飲食已嚴格控制，可能仍需胰島素做輔助治療。也因此，不能單純只因患者需要胰島素治療，就一味地認為患者沒有認真執行飲食控制。

針對胰島素分泌過量、完全不足、相對不足的致病因素，以下以表格呈現，方便讀者評估。

	體內胰島素分泌	可能致病原因	控糖之道
身體分泌胰島素的功能	過量	肥胖、內分泌異常、運動量不足及不健康的生活型態。	減重、減少胰島素阻抗與代謝症候群。
	完全不足	自體免疫異常、病毒或細菌破壞、藥物影響、胰臟炎。	使用胰島素，協助血糖控制。
	相對不足	胰臟炎、胰臟功能受傷或功能退化太快。	需比正常人還要更嚴格控制飲食，才能達到安全的血糖範圍。但當胰島素分泌非常不足時，可能仍需口服藥及胰島素治療。

超前部署，有望修復胰臟 β 細胞

　　根據國際糖尿病聯盟預估，2045 年的全球糖尿病人口將遠遠超過 6 億人，而且透過資料統計，全球平均每 5 秒就有 1 人因糖尿病而死亡，實在是相當驚人的數字！

由於飲食西化、外食盛行、不良作息的影響下，目前糖尿病已有年輕化的趨勢。

「武龍醫生，糖尿病可以逆轉嗎？罹病後，一定要持續吃藥嗎？」有些門診患者會這麼問。

「早期發現，及時修復，就有可能改善功能，擺脫長期用藥，找回生活品質！」我通常這麼回應。

人體就像是植栽，具有一定的修復作用，日常生活中要避免胰臟過勞、少吃傷害胰臟的食物（高糖、高油、高鹽），同時調整均衡的飲食、良好的作息，養成定時監測血糖、控制體脂、健康檢查的習慣。

一旦發現血糖值起伏、胰島素分泌失常、胰臟 β 細胞功能出現問題時，就要及早就醫，遵從醫囑，從「日常預防」、「飲食控糖」、「醫藥輔助」三方面著手，進而恢復胰臟機能，也就有更多的籌碼來戰勝糖尿病！

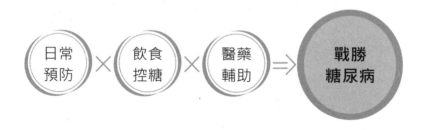

日常預防 × 飲食控糖 × 醫藥輔助 ⇒ 戰勝糖尿病

國外醫療與科學研究團隊亦有發現，目前找到有效驅動胰臟 β 細胞再生的治療新策略，持續分析與探索中，有望成為醫療新曙光，實為糖尿病患者的一大福音。

5

檢查與監測 × 即時控糖，
預防第一線

> ∞
>
> 不少人因為空腹血糖正常，就會因此以為自己沒有糖尿病，卻不知道糖化血色素出現異常，因而漏掉這項風險因子！
>
> ∞

　　一般而言，檢測糖尿病最簡單的方式，就是抽血驗空腹血糖及糖化血色素。

　　除此之外，某些特殊體質的人，兩項檢查都呈現正常範圍，可是又有血糖波動的情形，就會再透過「喝糖水試驗」，或是檢測糖化白蛋白（Glycated albumin, GA），進一步診斷糖尿病。

預防優先，善用成人免費健檢

　　衛生福利部國民健康署推動成人慢性病的預防與保健，提供 40 歲以上未滿 65 歲民眾每 3 年 1 次、55 歲以

上原住民、罹患小兒麻痺且年齡在 35 歲以上者、65 歲以上的民眾每年 1 次成人健康檢查，包括：肝功能、膽固醇、高密度脂蛋白膽固醇、低密度脂蛋白膽固醇、三酸甘油酯、腎功能（肌酸酐）和飯前血糖等共 7 項檢驗，以及六大癌檢。

如今的社會，已經步入了少子化與老齡化，健康儼然成了最大的國安危機！我們當然不僅聚焦糖尿病問題，更應時刻留意身體的大小症狀，多加善用政府的美意，及早發現，及早治療。

再回到本書主軸，與糖尿病有關的「成人健檢項目」裡面，只有空腹血糖，並沒有包含糖化血色素。所以，不少人透過此檢測結果，就誤以為自己沒有糖尿病，卻不知道糖化血色素出現異常，因而漏掉這項風險因子，為了更加全面性地監控身體與預防疾病，民眾可再依自身狀況評估及糖尿病風險，增加檢測糖化血色素 HbA1c 或口服葡萄糖耐受試驗。

追蹤檢測糖尿病，不能只驗空腹血糖！

糖化血色素可視作人體 3 個月內血糖平均的參考指標。3 個月內，每天「空腹血糖」和「飯後血糖」累加的平均值，會與糖化血色素呈現正相關，糖化血色素越

高，血糖平均就越高。

當一個人檢測的空腹血糖正常，不代表血糖控制一定良好，因為有的人都是飯後血糖太高的問題。飯後血糖太高，也會使平均血糖拉高，糖化血色素相對就很高。所以只量測空腹血糖的話，很可能誤以為血糖控制良好，或是沒有糖尿病，因而錯失治療先機！

空腹血糖正常、糖化血色素偏高的人，通常只要飲食控制得當，就能降低飯後血糖，整體血糖就能獲得良好控制，進一步預防並遠離糖尿病及其併發症。

▲ 國健署成人預防保健檢查項目

項目	成人預防保健「健康加值」方案	
對象	40 歲以上，未滿 65 歲	55 歲以上原住民、罹患小兒麻痺且年齡在 35 歲以上者、65 歲以上民眾。
次數	每 3 年 1 次	每 3 年 1 次
補助金額	原則每案補助 520 元 （若符合 B、C 肝篩檢資格者，另補助 200 元／案）	
服務項目	1、基本資料：問卷（疾病史、家族史、服藥史、健康行為、憂鬱檢測等）。 2、身體檢查：一般理學檢查、身高、體重、血壓、身體質量指數（BMI）、腰圍。 3、實驗室檢查： （1）尿液檢查：蛋白質。 （2）腎絲球過濾率（eGFR）計算。	

服務項目	（3）血液生化檢查：GOT、GPT、肌酸酐、血糖、血脂（總膽固醇、三酸甘油酯、高密度脂蛋白膽固醇、低密度脂蛋白膽固醇計算）。 （4）B 型肝炎表面抗原（HBsAg）及 C 型肝炎抗體（anti-HCV）：1966 年或以後出生且滿 45 歲，可搭配成人預防保健服務終身接受 1 次檢查。 4、健康諮詢：戒菸、節酒、戒檳榔、規律運動、維持正常體重、健康飲食、事故傷害預防、口腔保健。

＊資料來源：衛生福利部國民健康署網站公告，網址：https://www.hpa.gov.tw/Pages/List.aspx?nodeid=189（2023.04.15 查閱）

▲ 國健署六大癌症檢查補助條件

	癌症別	補助條件
1	大腸癌篩檢	50 至 74 歲的一般民眾，每 2 年 1 次的免費糞便潛血檢查。
2	口腔癌篩檢	符合下列資格，每 2 年可免費進行一次口腔黏膜檢查： （一）18 至 29 歲有嚼檳榔（含已戒）原住民。 （二）30 歲以上有嚼檳榔（含已戒）或吸菸者。

3	乳癌篩檢	符合以下資格者，可每 2 年免費進行一次 2D 乳房攝影檢查： （一）40 至 44 歲二等親內曾患乳癌女性。 （二）45 至 69 歲女性。
4	子宮頸癌篩檢	提供 30 歲以上婦女，每 3 年 1 次的免費子宮頸抹片檢查。
5	肺癌	符合下列資格，每 2 年可「免費」進行一次肺癌篩檢。 （一）具肺癌家族史：50 至 74 歲男性或 45 至 74 歲女性，且其父母、子女或兄弟姊妹經診斷為肺癌之民眾。若有吸菸情形，應同意接受戒菸服務。 （二）具重度吸菸史：50 至 74 歲吸菸史達 30 包 - 年以上，有意願戒菸（若有吸菸情形，應同意接受戒菸服務）或戒菸 15 年內之重度吸菸者。
6	肝癌	45 歲至 79 歲民眾（原住民提早至 40 歲），都可免費接受終身 1 次的 B、C 型肝炎篩檢服務。

＊資料來源：衛生福利部國民健康署網站公告，網址：

https://www.hpa.gov.tw/Pages/List.aspx?nodeid=211

https://www.hpa.gov.tw/Pages/List.aspx?nodeid=4619

https://www.mohw.gov.tw/cp-4628-55150-1.html

血糖忽高忽低，有害神經系統

「武龍醫生，我的飯前血糖正常，糖化血色素也正常，只有飯後血糖超過 200，這樣算不算有糖尿病呢？」才剛邁入「五十而知天命」的張大哥，面帶憂容地問我。

這位患者本身就有貧血問題，加上家族中有糖尿病的病史，實在放心不下，因此來到我的診間。我便透過檢測糖化白蛋白，一驗之下不得了，果然超標！

一部分的人無法透過糖化血色素來判定，例如嚴重貧血或患有溶血性疾病、帶特殊血球基因的人，糖化血色素會異常偏低，無法正確反應 3 個月的血糖平均。此時，就如前面提到的，需要透過喝糖水試驗，或是檢驗糖化白蛋白，進一步確認了。

如今，監測血糖透過抽血就可知道 3 個月的平均值，若有莫名低血糖，則可透過連續血糖系統加以監控，作為血糖代謝異常的提醒和因應。有些壓力引起的血糖波動，透過連續血糖系統也會比較好監測到。

曾有個案，當他遇到重要會議或股票開盤時，血糖就上升，會議結束或股票交易一結束，又會變成低血糖，血糖忽高忽低的情況，牽動著人體內分泌系統，造成情緒不穩、暈眩、頭痛、易怒、緊張、失眠等症狀，時間一久，就會導致自律神經失序，嚴重影響到生活和工作。

唯有理解症狀背後的原因，找出血糖忽高忽低的元凶，透過及時監控、及時掌握，獲得重返健康的關鍵。

6

肥胖 × 避免血糖波動，
減脂增肌雙向評估

∞

當多餘的熱量轉化成脂肪，堆積在身體和細胞組織，不
只外在變得肥胖，內在亦會形成內臟脂肪。

∞

　　關於糖尿病，透過國健署宣導與媒體的傳播之下，
民眾的警覺度跟篩檢意識，都已有長足的提升。

　　以前會說多吃、多喝、多尿、體重減輕（三多一少）
是糖尿病的典型症狀，這是因為血糖已經高達 400、500
mg/dL，屬於嚴重型的糖尿病，此時的身體開始脫水、
肌肉流失，導致吃東西不會胖，體重反而大幅減輕。

糖友們當心，養生不養病！

　　「糖尿病跟肥胖，就是絕緣體嗎？」有病人這麼問
我。

有不少的糖尿病患者，除了血糖異常，還有肥胖問題，也就是糖胖症。

　　當身體吃進去的熱量過多，過多的糖水和熱量導致體內胰島素需求量持續上升，造成胰島素阻抗，時間一久，胰島素分泌到代謝失衡的時候，糖分就難以代謝出去，多餘的熱量轉化成脂肪，堆積在身體和細胞組織，身體發炎更會加速體重上升，導致肥胖，造成惡性循環。

　　此時，不只外在變得肥胖，內在亦會形成內臟脂肪，加劇血糖失衡，演變成糖尿病。

　　「武龍醫生，為什麼我的血糖控制穩定了，體重卻上升了？」

　　所以，減少脂肪堆積、控制體重是避免糖尿病威脅的一個重要關鍵，肥胖會影響人體正常代謝功能，和胰島素阻抗的過量分泌，都是許多慢性病、代謝症候群，甚至是引發癌症的風險因素，等於明明想要「養生」，卻在無形中「養出一個病體」，不可不慎！

　　1997 年，世界衛生組織（WHO）便將肥胖視為一種慢性疾病，2021 年，歐盟委員會也將肥胖歸類為慢性疾病的一種，國健署每年公布的十大死因中，就高達 8 項與肥胖息息相關，包括：惡性腫瘤、心臟疾病、腦血管

疾病、糖尿病、高血壓性疾病、慢性下呼吸道疾病、腎炎腎病症候群及腎病變、慢性肝病及肝硬化等。

世界衛生組織提出「身體質量指數」（Body Mass Index, BMI），用以衡量一個人的肥胖程度，計算公式如下：

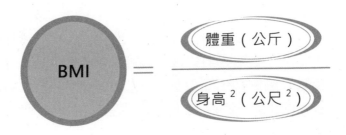

此外，國健署建議，18 歲（含）以上的成人 BMI，應維持在 18.5 至 24 kg/m^2 之間，一旦大於 24 kg/m^2，就要特別留意，開始力行減脂控糖計劃。

此外，成年男性的腰圍應小於 90cm（35 英吋）、女性應小於 80cm（31 英吋），若是超過則有肥胖之虞，可作為日常自我檢驗參考。

▲ **BMI 與體重判別參考：**

BMI 範圍值	體重判別
BMI < 18.5 kg/m²	體重過輕
18.5 kg/m² ≤ BMI < 24 kg/m²	健康體重
24 kg/m² ≤ BMI < 27 kg/m²	體重過重
BMI ≥ 27 kg/m²	肥胖

衡量體脂肪，不只減脂還要增肌

透過研究證實，肥胖與糖尿病有著直接的正相關，肥胖會增加罹患第二型糖尿病的風險，第二型糖尿病患者有不好少的人有體重過重或肥胖問題，通常也伴隨有胰島素阻抗。

糖尿病的英文 Diabetes，肥胖的英文 Obesity，兩者結合之後就成了 Diabesity，也就是所謂的「糖胖症」。

「武龍醫生，有好的肥胖嗎？」

「沒有所謂好的肥胖，但我們可以壯！把胖變成壯，不只可以遠離糖尿病的危害，還有助於健康！」有些民眾對於「肥胖」這件事存在某種迷思，我都會這樣分享。

體重過重和肥胖的人，也許短期間內，還沒有糖尿病，但不代表就沒有其他身體的問題，或是可能早有胰島素阻抗，只是沒有進一步檢驗發現。

有些人體重或 BMI 正常，就誤以為自己沒有問題。其實不少人進一步透過「身體組成」檢測之後，才發現有脂肪過高、肌肉量不足。

有些人的肌肉量多，但是脂肪也過多，雖然沒有糖尿病，還是得減脂，不然時間一久，就會造成心臟及血管的負擔，衍生相關病變。

糖尿病與癌症息息相關

糖尿病跟癌症的發生有一定的相關性。糖尿病患者有較高的癌症風險，有些癌症患者，也有較高的血糖代謝異常風險。

在門診若是遇到癌症病人，我都會特別予以提醒：「有些癌細胞喜歡吃糖，若你吃了過量的糖，要小心可能會養大癌症！」

門診中曾有一個大約 50 歲的乳癌患者，近期發現已全身有癌症轉移，原本只是想請我評估頸部的癌症轉移

問題，但我看了她的病史跟健保雲端檢驗的歷史資料，竟然沒有追蹤過血糖的記錄。

我問她：「妳有沒有篩檢過糖尿病？」她說：「沒有，10 年的癌症治療與追蹤過程，都沒篩檢過！」然後我建議她：「妳應該要篩檢看看，因為血糖代謝跟很多癌症有關。」

後來一經篩檢，確認是糖尿病前期，且已經很接近糖尿病的程度，她驚訝問道：「為什麼會這樣？我以為我的飲食跟生活很健康！」

隨後，她又接受「身體組成分析」檢查後發現，肌肉量非常不足，而且體脂肪率非常高。她自覺有做飲食和總熱量的控制，體重也維持相當良好，看似沒有肥胖問題。但是檢查後發現，身體組成卻沒有長成肌肉，大多數都形成脂肪，進一步幫她做分析，更確定問題就出在飲食內容跟運動比例不對。

「預防糖尿病的飲食習慣和生活方式，也可以運用在癌症患者身上。」我這樣對她說。

我建議她除了減脂之外，還要慢慢養成運動並增肌的習慣，運動只要有做，就會有效，身體就會漸漸形成一些肌肉。有運動習慣的癌症患者，存活率跟生活品質，還是比沒做運動的人高上許多。

醫療看著的不是體重數字，而是健康生活的品質。

如果一個人脂肪太多，又患有肌少症，日後在接受

手術、化療的種種不適時，導致活動量及食慾下降，更會因肌肉量減少與肌肉力量低下，造成日常活動的自理能力下降，甚至發生跌倒、骨折。

體脂高，且又肌少症的人，我會建議先走「增肌優先」路線，避免因減脂而使肌肉跟著減少。若是靠減重來減脂的過程，減低熱量的同時，也會容易減掉肌肉。

若是飲食先保持熱量平衡，只改變食物內容（提升蛋白質比例，減少糖和油的攝取），同時加上運動的習慣，透過體脂率的監控，慢慢地，熱量就轉化成了肌肉，而脂肪量相對地變少，雖然體重可能維持一樣或只有一點點減重效果，但是至少能改善肌少症，維持住日常生活機能。

在門診中，有不少同時患有癌症跟糖尿病的案例。他們在接受以上的概念後，順利地渡過開刀、化療，甚至曾有患者一開始是坐在輪椅上，被家屬推著進診間，經過控糖、營養介入、運動調整後，體力比以前還要好，之後是自己走進診間的！

人體的大腦、心臟、腎臟、肌肉和骨頭，都需要血糖作為養分，因此這些部位也能夠幫忙代謝血糖。我們可以透過鍛鍊肌肉和骨頭，提升血糖的代謝功能，進而順利減重、穩定血糖，遠離糖尿病的威脅。

長期久坐少動的你，現在就一起動起來吧！

骨質疏鬆症 × 糖友們
最易忽略骨質流失！

> ∞
>
> 判別骨頭是否良好有兩大關鍵，一是骨質密度（骨密度），二是骨頭的生長品質（骨品質）。
>
> ∞

　　根據研究指出，糖尿病患者更容易罹患骨質疏鬆症！

　　隨著糖尿病發病的時間越久，年紀持續增長的情況下，伴隨而來的通常就是骨質流失了。

骨質流失，影響血糖代謝

　　糖尿病的骨質疏鬆症，可說是既甜蜜又脆弱！

　　前面提到，骨頭有助於血糖的代謝功能，若是骨頭發生問題，利用血糖的總量就會直線下降，使血糖的調控面臨更大的失衡，同時加劇糖尿病的惡化。

因此，若是能夠鞏固骨質的話，就有機會更穩定地控制血糖。

另一個關鍵問題，有些糖尿病患者的骨質密度，竟然會比同年紀的正常人還要高，因此容易被誤判沒有高度骨折的風險。

實際上，因為血糖代謝和內分泌異常，有些糖尿病患者，骨質的密度反而會上升，但是因為代謝跟內分泌紊亂，骨頭生長的品質並不佳，影像分析會看到疏密不均的組成異常。所以，即使在相同骨質密度、相同年紀的情況之下，糖尿病患者比起一般人更容易發生骨折。

判別骨頭是否良好，有兩大關鍵，一是骨質密度（骨密度），二是骨頭的生長品質（骨品質）。我們採用骨質密度檢測來看骨質密度，骨頭品質則需用另一個特殊軟體，分析骨頭排列的疏密情形，如果發現這個疏密的程度越不均勻，代表骨頭的品質越不好，骨折的風險越高。

糖尿病患者因為骨頭生長排列的品質都比較不佳，在評估未來骨折風險時，建議可用骨質密度及骨頭品質兩者數據，作為綜合評估。

▲ 骨質密度（Bone Mass Density）

世界衛生組織根據骨質密度水平，根據檢測結果得出兩組相對值：T 值（T-score）和 Z 值（Z-score）。T 值是與年輕成年人、同性別之正常人平均值比較，計算

差異有幾個標準差，T 值越負值，表示骨質密度越低，骨質疏鬆症越嚴重；Z 值則是與同齡且同性別正常人平均值比較，計算差異有幾個標準差。

關於骨質疏鬆症的判讀方式：停經後婦女或是 50 歲以後的男性會以 T 值作參考判讀。若是停經前婦女或 50 歲以下男性及有其他影響骨質疾病時，會納入 Z 值作判讀。

T 值	骨鬆狀態	說明
+1 或 –1	正常	骨質密度與健康年輕人的平均骨質密度比較，差異小於 1 個標準差。
–1 至 –2.5 之間	骨量減少	骨質密度低於健康年輕人的平均骨質密度，差值在 1 至 2.5 個標準差之間。
–2.5 或更低	骨質疏鬆症	骨質密度低於健康年輕人的平均骨質密度，差值達到或者超過 2.5 個標準差
–2.5 或更低，且已發生骨折	嚴重的骨質疏鬆症	骨質密度低於健康年輕人的平均骨質密度，差值超過 2.5 個標準差，且至少發生過一個以上骨質疏鬆的相關性骨折。

Z 值	骨量減少程度
> –2.0	介於同齡的預期值
≤ –2.0	低於同齡的預期值

使用最新軟硬體設備，精準評估骨折風險，為病人謀福利

「跌倒後，痛到好想哭——」門診中的黃媽媽訴說著跌倒骨折的過程，我聽了相當難受。

因為走樓梯不小心腳滑，結果造成髖關節骨折。如今回診檢查，患有糖尿病的她，雖然好幾年前的影像報告顯示骨質密度未達 –2.5 的程度，但是後來經過最新引進的軟體評估才發現，原來她的骨頭品質不佳，已到達骨質疏鬆階段，而且已有高度的骨折風險。

早期的骨質檢查，大多只做骨質密度測量儀測量骨質密度。近年來，許多研究發現，糖尿病患者的成骨品質不佳，即使有相同的骨質密度，卻有較高的骨折風險。

骨頭品質的客觀測定，可用影像分析軟體去分析骨頭的疏密程度，得到一個骨小樑評分值（Trabecular Bone Score, TBS），骨小樑評分值越低，骨折風險越高。目前的治療指引也建議，糖尿病患者可將「骨質密度」加上「骨小樑評分值」作為骨折風險的評估工具。

有些糖尿病個案，可能骨質密度不到 –2.5 以下，但若是用骨小樑評分值做校正，反而會發現可能屬於高風

險骨折族群，即使骨質密度不到小於 –2.5 以下，但此時的影像判定就會認定為骨質鬆疏。

考量到糖尿病患者可能會被誤判並低估骨折風險，好幾年前，我就跟院方建議引進該軟體，相信可以造福許多病人與民眾，減少更多不必要的骨折與疼痛。

在許多同仁的協助與奔走之下，終於順利引進檢測骨頭品質計算骨小樑評分值的軟體。如今的骨折風險評估，除了檢測骨質密度，更藉由軟體整合，加入骨頭品質的評估，更能正確地判讀，精確地看出問題所在，給予病患更為適切的治療建議。

門診中有位方阿嬤，她有長期腰痠背痛的困擾，同時也是糖尿病患者。經檢測，骨質密度偏低，可是骨頭品質的分數超級異常，判讀結果建議要進行治療，不然會有高度骨折風險。若以她的骨質密度判定，會僅處在「骨質流失」的階段，如果加上骨品質分數，就成了有骨質疏鬆的「骨折高風險患者」，所以一定要趕快治療，不然可能一跌倒就會造成骨頭碎裂。

回過頭來說，若只看骨質密度，或認為阿嬤的骨折風險不到危險程度，一般可能不會啟動藥物介入治療。可是因為有了軟硬體整合，加上骨頭品質分數的評估，才會發現患者應該要馬上治療。

8

三高及代謝症候群 × 與糖尿病
互為因果的危險因子

> ∞
>
> 一旦血壓、血脂、血糖和腰圍出現異常，就可能導致代謝症候群，這也可以視為三高與糖尿病的前哨警示，提醒我們應該要留意身體症狀，做好健康管理。
>
> ∞

　　三高（高血壓、高血脂、高血糖）是心臟血管及腦血管病變的元凶，也與糖尿病互為因果關係，等於說有三高問題的人，罹患糖尿病機率就越高，患有糖尿病的人也越容易有三高和代謝症候群。

控制三高，減少洗腎、中風發生率

　　一旦血壓、血脂、血糖和腰圍出現異常，最終可能導致代謝症候群（Metabolic Syndrome），代謝症候群是綜合生活習慣和飲食的一種症狀及疾病，也是一連串心血管疾病危險因子的總集合，可視為腎臟病變、心臟血

管及腦血管病變的前哨警示。它提醒了我們應該要立即多加留意身體症狀，做好健康管理、飲食調控、規律運動，不只可以逆轉代謝症候群，也能預防糖尿病、腎臟及心血管病變。

根據衛福部資料統計，若是未能及早治療和處置，具有代謝症候群的人罹患糖尿病、高血壓、高血脂、心臟病及腦中風的風險，將會是一般人的 2 至 6 倍。

此外，一旦患有糖尿病再加上三高，將大大提高相關併發症病變的機率，若是控制得宜，就能有效減少洗腎、中風、心肌梗塞的發生率。

2022 年，台灣高血壓治療指引建議採用「居家血壓」（Home blood pressure monitoring, HBPM）取代門診測量血壓，若平均血壓高於 130/80 mmHg，則診斷為高血壓。

美國糖尿病學會建議，每次門診回診追蹤時，應量測血壓，患有高血壓及糖尿病的患者，平日也應在家監控血壓。

▲ 代謝症候群的界定標準值

以下 5 項組成因子，符合 3 項（含）以上，即判定為代謝症候群：

項目	症狀與部位	判定說明
1	腰圍	男性的腰圍 ≥ 90cm（35 吋）、女性腰圍 ≥ 80cm（31 吋），即為腹部肥胖。
2	血壓	收縮壓 ≥ 130 mmHg 或舒張壓 ≥ 85 mmHg，即為偏高。
3	空腹血糖	空腹血糖值 ≥ 100 mg/dL，即為偏高。
4	三酸甘油酯	三酸甘油酯 ≥ 150 mg/dL，即為偏高。
5	高密度脂蛋白膽固醇	男性 < 40 mg/dL、女性 < 50 mg/dL，即為偏低。

根據「2017 至 2020 年國民營養健康狀態變遷調查」結果顯示，台灣 18 歲以上成年人，估計約 500 萬人患有高血脂，等於每 4 人就有 1 人有血脂異常！

血中的總膽固醇由三酸甘油酯（Triglycerides, TG）和其它種類的膽固醇組成。其中，其它種類的膽固醇又分為低密度脂蛋白膽固醇（Low-density lipoprotein cholesterol, LDL-C）、高密度脂蛋白膽固醇（High-density lipoprotein cholesterol, HDL-C）。

HDL-C 一般又稱為好的膽固醇，有「血管清道夫」

美稱，能將全身膽固醇運回肝臟代謝，保持血管不阻塞；LDL-C 又稱為壞的膽固醇，過多的 LDL-C 會累積在血管壁造成堵塞，同時加速動脈硬化，提升中風、心肌梗塞的風險，不可不慎。

　　糖尿病患者本身已屬於高心血管疾病風險者，所以 LDL-C 的建議目標值至少要在 100 mg/dL 以下，而若是還有心血管的併發症，則需控制在更低的範圍。

▲ 糖尿病患者的膽固醇控制目標：

主要目標		
低密度脂蛋白膽固醇（LDL-C）	所有病人 < 100 mg/dL；有心血管疾病者 < 70 mg/dL。	若飲食介入後仍無法達標，可使用降膽固醇藥物。
高密度脂蛋白膽固醇（HDL-C）	男：> 40 mg/dL 女：> 50 mg/dL	生活型態介入優先，運動可提高 HDL-C。
三酸甘油酯（TG）	< 150 mg/dL	控糖及減重可改善。若 ≥ 500 mg/dL，需藥物治療。
次要目標		
非高密度脂蛋白膽固醇	所有病人 < 130 mg/dL；有心血管疾病者 < 100 mg/dL。	先達成主要目標，再評估次要目標。

＊資料來源：2022 第二型糖尿病臨床照護指引。

▲ 三高與疾病的關係圖

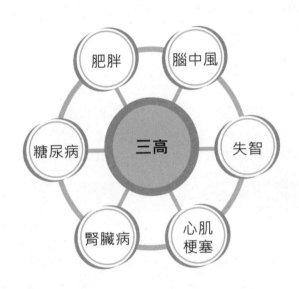

改善睡眠中止症，高血壓竟不藥而癒？

「武龍醫生，高血壓藥物會不會吃一輩子？會不會傷到腎臟？」門診病患常這麼問我。

「高血壓藥物通常都是保護腎臟功能居多喔！而且大部分造成的腎臟病變，都是因為高血壓沒有好好地控制，當血壓控制得當，還能延緩腎功能退化！」我微笑回應。

根據醫學統計，高達9成的原發性高血壓找不到原因，其中1成的次發性高血壓則是內分泌失調（甲狀腺、腎上腺疾病等）所引起。

　　我們先不談找不到原因的高血壓，但我們可以努力在那些可以控制的部分，從調整日常飲食、定時運動、減重開始。因此，與其害怕終身吃藥，不如現在就開始積極行動，讓自己盡量遠離高血壓、糖尿病的風險！

　　若是真的想要減少吃藥頻率和數量，更應從生活習慣跟減重控制做起，臨床中有些患者順利減重5到10公斤，因而減少高血壓的藥物。

　　除此之外，還有一個可控因素，就是睡眠呼吸中止症的患者，因上呼吸道塌陷或是容易阻塞，造成睡眠時缺氧，長期缺氧導致身體發炎，也容易罹患高血壓。

　　門診中，曾經遇過很難控制的高血壓，進一步檢查發現病人有睡眠呼吸中止的問題，透過配戴呼吸器，改善睡眠之後，高血壓也跟著趨於穩定，有些人甚至因此減少血壓藥的次數跟數量，達到逐步減藥、停藥的目標。

9

併發症 × 當心糖尿病引起的奪命危機

糖尿病本身不可怕，隨之而來的併發症才是索命元凶！

　　糖尿病是一種慢性的代謝異常疾病，糖友們需要定期追蹤、檢查、治療和養護，然而最可怕的並不是糖尿病，而是隨之而來的各種併發症！

　　糖尿病的血糖過高，血液中有過高的糖分，等於內臟通通泡在糖水中，全身上下的器官無一不受到影響，大小血管和神經系統也都遭受劇烈的毒害。

多一分關心，少一分擔心

　　隨著時間的推移、糖尿病的進展之下，身體就會開始慢慢產生急、慢性併發症。

急性併發症需要即刻處理，像是酮酸中毒（Diabetic Ketoacidosis, DKA）、高血糖高滲透壓狀態（Hyperglycemic Hyperosmolar State, HHS），以及夜間出現的低血糖（Hypoglycemia），輕則心悸、躁動、暈眩，重則昏迷、休克，甚至死亡。

一旦發生慢性併發症，一開始還有可能逆轉疾病發展，但越放著不管，就會變成不可逆性，因此更需謹慎看待。像是大血管病變、小血管病變、神經病變（包括自主神經及周邊神經）等，若沒有好好控制，最後就會造成器官功能的完全喪失。

由於慢性併發症的早期症狀並不明顯，很容易被人們所忽略，唯有對自己的身體多一分關心、早一步行動，才能少一分擔心！

一般而言，糖尿病併發小血管病變比較多，也來得比較快。所以佈滿著小血管的眼睛及腎臟會先受到波及，所以糖尿病患者需要定期檢查眼睛及腎臟功能，以及是否有蛋白尿。另外，還有一個重要觀念，心臟跟大腦也是佈滿許多小血管的器官，就會連帶受到損害。所以，糖尿病的患者很容易產生失智、大腦功能退化和心臟衰竭。若能做好血糖控制、血壓管理（早晚個別監測）、日常作息與飲食調整，就有可能降低小血管病變的危害。

「武龍醫生，明明血壓控制得不錯，為什麼還會中風？」門診中的家屬這樣問我。

雖然白天量測血壓呈現穩定狀態，但可能忽略了夜晚飆升的高血壓。

此外，生病的時候也會有血壓升高情形，特別是寒流來襲，或感冒、發燒的時候，會容易引發高血壓，有些人可能因此中風、心肌梗塞。

養成平日早晚量測血壓的習慣，絕對是預防心血管重症的關鍵對策。

小血管病變，當心眼耳腎出狀況！

糖尿病常見小血管和神經性的併發症，血管的併發症最常見的就是視網膜及腎臟病變，視網膜病變可能容易使視網膜出血或視網膜剝離，嚴重的話，甚至還會失明，影響生活及工作。

糖尿病患者的小血管病變遍及全身器官。例如耳朵附近的微血管及小血管若是產生病變，病人就會有聽力受損的情形，聽力受損進而也會加重未來失智的風險。

此外，糖尿病患者若開始產生蛋白尿、泡泡尿的症狀，連帶有腿部腫脹情形，很大原因在於過高的血糖和血壓對腎臟血管造成傷害，使腎絲球硬化，失去功能。當腎功能變差之下，但又要處理過高的血糖及血壓，就會加劇腎臟負荷，加速腎病變惡化的速度。

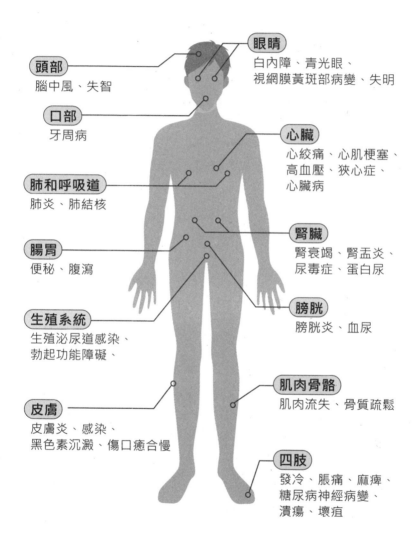

頭部
腦中風、失智

口部
牙周病

肺和呼吸道
肺炎、肺結核

腸胃
便秘、腹瀉

生殖系統
生殖泌尿道感染、
勃起功能障礙、

皮膚
皮膚炎、感染、
黑色素沉澱、傷口癒合慢

眼睛
白內障、青光眼、
視網膜黃斑部病變、失明

心臟
心絞痛、心肌梗塞、
高血壓、狹心症、
心臟病

腎臟
腎衰竭、腎盂炎、
尿毒症、蛋白尿

膀胱
膀胱炎、血尿

肌肉骨骼
肌肉流失、骨質疏鬆

四肢
發冷、脹痛、麻痺
糖尿病神經病變、
潰瘍、壞疽

腎臟的健康指標，通常以腎絲球過濾率跟蛋白尿作為評估重點。腎絲球過濾率越低越不好，蛋白尿則是越多越不好。有的人過濾率不錯，卻有蛋白尿，也算不佳；有的人是過濾率差，但是沒有蛋白尿，也是不好的類型。

　　糖尿病如果控制得當的話，通常可以延緩腎功能惡化，減少洗腎的風險。但是有一個特殊狀況，當我們有高血糖、高血壓的時候，在控制之前，腎臟會發生「超過濾」，超過濾就是數值會假性變高。

　　這是因為血壓和血糖過高，腎臟加強運轉，幫我們過濾掉這些糖分，或是因為血壓太高，必須要做更多工作去抵抗這些狀況，原本腎絲球過濾率的數字應該 80，卻升高至 110。

　　不過，等到血壓或血糖穩定控制之後，腎絲球過濾率可能就會下降，回復到比較健康的狀態。

　　因此，一旦腎絲球過濾率有「超過濾」情形，就要留意是否因為血壓沒有控制好所致，避免腎臟過度工作。若是長此以往下去，腎臟就會過勞，也會讓腎絲球或腎功能惡化得更快。

　　臨床上，針對此問題可以服用排糖藥，從尿液中排出糖分，使超過濾的現象獲得改善。這也會使得腎絲球過濾率發生短暫的下降，此時並不需要太過緊張，但是如果持續下降，還是要前往就醫，進一步查明原因。

　　根據臨床研究來看，排糖藥對於腎臟功能具有保護

作用，甚至有一些腎功能不太好的患者，儘管沒有糖尿病也會服用排糖藥，用以延緩腎功能惡化。

也就是說，排糖藥可謂是讓腎功能惡化減低的藥物，而且增加人體的熱量消耗，附帶有減重的效果，因為可以排出糖分、水分，進而有助改善水腫、心臟衰竭，以及降低血壓等多重效果。

唯一需要注意的地方，在於尿液可能殘存糖分，如果泌尿道系統沒有做好清潔的話，就容易孳生細菌、黴菌。因此有吃排糖藥的患者，必須做好泌尿道的清潔，也要飲用充足的水分，以便排出殘留在生殖泌尿道上的糖分。

排糖藥的控糖機制

　　當血糖超過 180 或 200 mg/dL，一旦腎臟回收功能發生問題，就會排出尿糖。因此，尿糖越高的人，就是血糖越高，糖尿病沒有獲得穩定控制。排糖藥的機制，它會跟腎小管結合，使腎臟不要回收血糖，讓糖分直接從尿液中排出去，此時會有尿糖的情況，但糖分並未滯留身體之中，所以血糖也會獲得控制。

▲ 糖尿病的血管病變及併發症

大血管病變	腦部：腦中風、失智、無法施力。
	心臟：心肌梗塞、心絞痛、狹心症、心臟病。
	足部：間歇性跛行、傷口不易癒合、糖尿病足。
小血管病變	眼睛：白內障、青光眼、視網膜黃斑部病變、失明。
	腎臟：腎臟病變、腎衰竭、洗腎。
相關病變	泌尿生殖系統：性功能障礙、頻尿、神經性膀胱。
	消化道系統：便秘、腹瀉、腹脹。
	心臟血管系統：心悸、心搏遲緩、姿勢性低血壓。

10

飲食和營養 × 少吃多動，
血糖控制為何會失敗？

正確的飲食觀念是掌握血糖、防治糖尿病的基礎，因此不管是正常人或各種型態的糖尿病患者，都應該勵行控糖飲食法。

「只有糖尿病患者，才需要控制血糖！」這絕對是錯誤觀念。

每個人都應該在日常中學習控糖原則，維持血糖穩定和平衡，進而截斷糖尿病的發展路線，反轉身體發炎、逆轉胰島素阻抗和慢性病危機。

關於控糖最好的方式之一，就是從飲食入手。

控糖飲食法，掌握三大原則

代謝系統的好壞，決定一個人健康與否。

過度的糖分攝取，將嚴重擾亂身體的代謝機制，而正確的飲食觀念可以有效地掌握血糖、防治糖尿病。因此，不管是正常人或各種型態的糖尿病患者，都應該勵行控糖飲食法。

原則一：均衡飲食，不是少吃就好

　　糖尿病的飲食不外乎就是控制糖分的攝取，但有些同時患有肌少症或糖胖型肌少症的族群，不能只是一味少吃就好，還要留意一日的總熱量攝取量、搭配適當的營養成分和比例。如果因為每日的熱量攝取不足，可能會導致肌肉流失，那就得不償失了。

　　簡單來說，如果需要減重的人，才要減低總熱量，並且控制碳水化合物的比例。如果已經是肌少症，沒有要執行減重，目標會是控制糖分的總攝取量，減少攝入糖分的比例，但是總熱量攝取要達到日常所需的熱量，也就是熱量平衡狀態。

　　一般人可以參考衛生福利部國民健康署公告的「每日飲食指南」，選擇出合宜的三大營養素比例（蛋白質10 ～ 20%、脂質 20 ～ 30%、醣類（碳水化合物）50 ～ 60%，以及六大類食物，包括：全穀雜糧類（1.5～4碗）、豆魚蛋肉類（3 ～ 8 份）、乳品類（1.5 ～ 2 杯），更別忘了，要記得補充充足水分。

　　水分的補充需依照體重、活動量及工作環境而彈性調整。若是有糖尿病或是糖尿病前期的患者，可將醣類

（碳水化合物）的比例降低至 20～30% 的比例。

研究指出，接受低醣、地中海飲食的人可以有效改善血糖和代謝異常。生酮飲食中的醣類（碳水化合物）沒有絕對的比例，但是一般而言可能需降低至 5～10% 以下的比例，而且每日的總醣量小於 20 至 50 克，才能產生酮體。

生酮飲食者，雖然血糖也會改善，不過因為油脂跟蛋白質的攝取比例更高的關係，很多人的低密度脂蛋白膽固醇（LDL-C）也會上升。

另外，進行生酮飲食的人也有較高的風險，會產生酮酸中毒或是甲狀腺功能異常，酮酸中毒會有致命風險，所以一般不建議糖友冒然執行生酮飲食。

此外，有腎功能嚴重異常的慢性腎病變的患者，需要限制每日的蛋白質攝取量，減低了醣類（碳水化合物）的攝取，勢必會增加蛋白質及油脂的攝取。該如何調整飲食的內容和比例，對於非醫療專業的人，比較難以清楚的衡量，建議可進一步諮詢醫療或營養專業人員，適切地調整各類營養比重。

糖尿病患者若伴有肌少症，也需留意補充蛋白質，若有骨質疏鬆的情況，就可選擇富含維生素 D 的鯖魚、鮭魚、黑木耳，秋刀魚，並注意攝取量，避免飲食的熱量過高。

這裡還要提醒一個重要的觀念，有些人吃了蛋白質

粉或攝取了多一點的蛋白質，就期待會長出肌肉，這是錯誤的想法。有吃有動，才會長肌肉，若是只吃而不動，只會變成肥膩的脂肪，囤積在身上。

▲ 「每日飲食指南」六大類食物參考比例圖

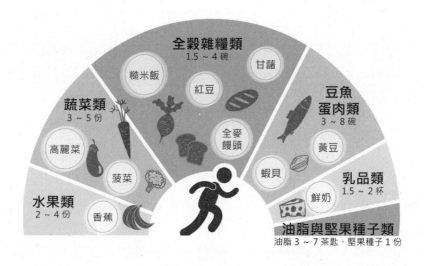

類別	份量	代表性食物
全穀雜糧類	1.5～4 碗	糙米飯、全麥饅頭、甘藷、紅豆、綠豆等
豆魚蛋肉類	3～8 份	黃豆、鮭魚、蝦貝、雞蛋等
乳品類	1.5～2 杯（一杯 240 毫升）	鮮奶、奶粉、乳酪等
蔬菜類	3～5 份	高麗菜、花椰菜、菠菜、胡蘿蔔等
水果類	2～4 份	香蕉、橘子、蘋果、梨子等
油脂與堅果種子類	油脂 3～7 茶匙	葵花油、花生油、芝麻油等
	堅果種子 1 份	芝麻、腰果、杏仁等

＊資料來源：衛生福利部國民健康署網站公告，網址：https://www.hpa.gov.tw/Pages/EBook.aspx?nodeid=1208（2023.04.15 查閱）

▲ 每人每日熱量需求建議的計算方式

每天 活動量	體重過輕者 所需熱量	體重正常者 所需熱量	體重過重、肥胖者 所需熱量
輕度 工作	35 大卡 × 目前體重 （公斤）	30 大卡 × 目前體重 （公斤）	20～25 大卡 × 目前體重 （公斤）
中度 工作	40 大卡 × 目前體重 （公斤）	35 大卡 × 目前體重 （公斤）	30 大卡 × 目前體重 （公斤）
重度 工作	45 大卡 × 目前體重 （公斤）	40 大卡 × 目前體重 （公斤）	35 大卡 × 目前體重 （公斤）

＊備註：依照每天的活動量——輕度工作、中度工作、重度工作等，利用該公式計算出每個人不同的所需熱量。

＊資料來源：衛生福利部國民健康署網站公告，網址：https://www.hpa.gov.tw/Pages/Detail.aspx?nodeid=544&pid=726（2023.04.15 查閱）

▲ 依工作類型參照的活動量的自我評估

每天活動量	活動種類
輕度工作	大部分從事靜態或坐著的工作，例如：家庭主婦、坐辦公室的上班族、售貨員等。
中度工作	從事機械操作、接待或家事等站立活動較多的工作，例如：保母、護理師、服務生等。
重度工作	從事農耕、漁業、建築等的重度使用體力之工作，例如：運動員、搬家工人等。

＊資料來源：同上表。

原則二：適當吃水果，留意總攝取量

另一個常見問題是，很多人以為果汁可以取代水果，或是認為水果太甜，容易使血糖飆升，所以就不吃，這都是錯誤觀念！

水果不只有天然的糖分，還具有豐富的維生素、纖維質、礦物質等微量元素，如果長期不吃水果，可能導致皮膚粗糙，嚴重缺乏維生素 C，也會造成身體發炎、凝血功能變差、容易出血等症狀。因此，適度攝取水果還是相當重要的一件事，只要不過量就沒問題。

而且「甜度」跟「升糖」是兩件事，甜度不代表升糖的程度。一般而言，一個拳頭大或飯碗裝足 8 分滿的水果約為 1 份，也就是這份水果所含的碳水化合物約等

於有一份醣（15克）。因此，建議糖尿病患者一天不要攝取超過 2 到 3 份的水果。

有了這樣的概念，其他水果如小番茄、芭樂、蘋果、奇異果、柳橙、藍莓等，都是可以進食的，只要記得控制總攝取量。

門診很常見柚子或葡萄攝取過頭的患者，柚子的 2 到 3 瓣，就可能等於攝入 15 克的醣，若是吃下整顆柚子，可能會攝取到超過 45 克醣，使得血糖失控。雖然葡萄小小一顆，不過 13 顆就約等於有 15 克醣，一不小心，也很容易吃過頭。

原則三：關鍵營養輔助，有助改善症狀

「武龍醫生，我兒子買一堆營養食品給我，我可不可以吃？」

「我們盡量以天然食物為優先，關於營養素，有缺再補就好，沒缺真的不用補！」門診中，不少糖尿病患者會提出疑問，通常我會這樣回答。

飲食與營養是一體兩面，我們透過飲食的攝取，補充人體所需要的營養素，使身體內的各個細胞與系統得以正常運作。

但是，糖尿病患者服用部分特定藥物，如二甲雙胍（Metformin）之後，可能會影響維生素 B 的吸收。若是身為素食者或平常較少食用肉類，就會有維生素 B 或 D

缺乏，甚至是鋅不足的問題。

假使再加上服用血糖藥或胃藥的話，影響腸胃道的吸收，維生素 B 群的缺乏症就會更加明顯，此時就可以適量補充綜合 B 群。

缺乏維生素 B 群，容易造成神經病變；缺乏維生素 D 容易引起慢性疼痛、失智、骨質疏鬆等問題；缺乏鋅，則容易有疲勞、掉髮、性慾與免疫力減低等現象。

此外，針對一些牙口不好、咀嚼能力有問題，或是手術後進食困難的患者，需要適當的營養補充，此時若要進食原型食物會比較困難，就可以考慮透過一些商用配方搭配輔助飲食，同時需要留意罐裝營養飲品的熱量。

若是真的有個人化需求，在選擇或食用任何營養品之前，建議可以先做全面性的檢測，以便瞭解自身缺乏的情況，並進一步諮詢專業醫療人員，評估處置方式。

歸結以上的日常控糖原則及養護重點，想要擺脫三高、逆轉胰島素阻抗、遠離糖尿病等代謝性疾病的威脅，說起來似乎並不困難，但困難的原因就在於，是否能夠持之以恆地控制飲食、穩定血糖、維持良好生活習慣。

如此一來，我們就能自然而然地啟動身體的療癒力，讓自己常保健康！

運動和壓力調適 × 選適合自己的類型，持之以恆地邁進

> ∞
>
> 藉由飲食控制、運動調整、改善睡眠時間，回歸到健康的生活習慣，才可以阻止血糖失控。
>
> ∞

「醫生，我是不是有糖尿病？」小陳會定期做健康檢查，這次報告上出現了紅字，原來是空腹血糖值 120 mg/dL，他上網查了一下竟發現超過正常值，懷著擔憂的心到醫院看診。

「你現在是糖尿病前期，只要調整生活習慣，就可以避免罹患糖尿病。」透過詳細的問診，得知小陳除了血糖偏高之外，還有食慾增加、容易口渴、頻尿的症狀，也容易感到疲憊，空腹血糖值介於 100 至 125 mg/dL 之間，因此認為是糖尿病前期。

「那我應該怎麼做呢？」

「控制糖尿病的三大原則就是：控糖慢食、運動伸展、睡眠舒壓。」

很多人因為生活習慣不良，例如高糖高油飲食、運動量不足、肥胖、睡眠不足等因素，最終導致血糖過高，成為糖尿病患者。因此，在一般臨床上，糖尿病前期或輕度糖尿病的患者，我們會優先請病患改變生活習慣，藉由飲食控制、運動調整、改善睡眠時間，回歸到健康的生活習慣，才可以阻止血糖失控。

關於如何控制飲食，已於 Part 1〈10 飲食和營養 ×不只是少吃，重點在防止肌肉流失！〉章節詳細說明，本篇將接續說明運動和壓力調適，讓自己可以持之以恆地控制血糖！

運動多樣化，融入日常生活

常有人問：「那我們應該做什麼運動呢？」建議先從自己做得到的程度開始，再慢慢加長、加量，若是一下子強度太大，容易因挫折而半途而廢。

運動可以降低胰島素阻抗、減少肥胖的機率，因此建議每週保持 150 分鐘的中強度運動習慣，再加上適當的阻力運動，增加肌肉對葡萄糖的利用，對於增肌減脂

更加有利。

　　一般運動原則以心肺、阻力訓練跟伸展三大項為主，心肺運動讓我們的心臟跳動較快，例如走路、快走、跑步、游泳或騎腳踏車等。做運動時，不用一開始就飆速到呼吸不暢的程度，循序漸進即可。

　　阻力運動又稱肌力運動，給予肌肉適當的阻力，或是瞬間重量承載，通過肌肉對抗外在阻力的方式，增加肌力與骨質密度，提升血糖利用效率，進而改善血糖，例如重量訓練、TRX、彈力帶訓練。

　　當然運動不是單純只用心肺或阻力訓練做分類，很多運動是同時混合有氧、無氧及阻力運動，例如籃球、跳繩，既有跑跳的有氧，也會讓肌肉承受重量及阻力。

　　我們不需要選擇只單一做有氧或是重訓，可以有彈性地選擇，先選自己喜歡、易上手的運動，再慢慢搭配不同的訓練，就像我自己最喜歡做的是打籃球，但是還是會去跑跑步，有空閒時也會陪小孩踢足球或打網球。另外在運動前後，要配合伸展運動，讓肌肉增加彈性，避免受傷。

　　「我膝蓋不好，走不動啊！」若是膝蓋不好的老人，建議先從家裡可以做的運動開始，再循序漸進，例如簡單拉伸彈力帶、扶著椅子微蹲，或是拿寶特瓶加水，增加一點重量，做一些手部運動。

　　即使是坐輪椅進來門診的患者，我都還是鼓勵他們

做運動，坐輪椅或是肌肉力量比較弱的人，可以從彈力帶拉伸開始，並不是說膝蓋痛或行動不便就不能做運動。我常跟患者告誡，如果連舉手的力量或握力都不做訓練，以後會退化到連碗都拿不住，嚴重的話甚至連吃飯都要靠人家餵食。

另外，具有骨質疏鬆的人建議不要只做單一項運動，因為有的人只單純走路或爬山等運動，對肌肉力量的訓練效果可能有限，可以再加入其他類型的運動，以刺激不同面向的肌肉、骨骼。

以下，分享幾個簡單、安全又適合老人，以及行動不便者，都可以做的運動：

▲肌力運動：彈力帶划船

划船是彈力帶運動中最常見的動作，可訓練背部肌力，站姿可訓練下半身穩定，但如果行動不便，也可採坐姿進行。

- **步驟一**：雙腳踩住彈力帶，與肩同寬，握住兩端。
- **步驟二**：屈膝，膝蓋朝向腳尖，背部打直，收緊腹部。
- **步驟三**：雙手自然垂於身側。
- **步驟四**：雙手上拉至手臂呈 90 度，其餘部位不動。

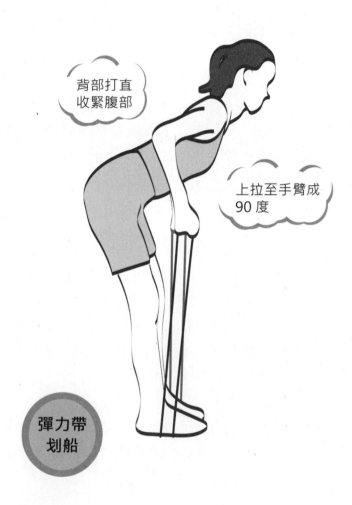

▲ 肌力運動：高抬腿運動

強化腿部、腰部與背部的肌力，若是腿部較無力者，則可用椅子輔助。

・ 步驟一：雙腳與肩同寬，雙手彎曲握拳。
・ 步驟二：將一邊的膝蓋抬高，觸碰手肘。左右輪流。
・ 步驟三：左右腳各進行 10 次，一共 20 次。

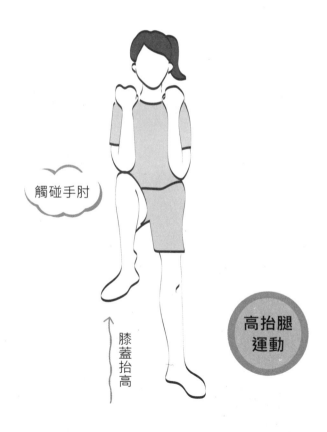

觸碰手肘

膝蓋抬高

高抬腿運動

▲拉伸運動

　　肌肉和關節的拉伸，可以有效舒緩收縮的肌肉，消除運動帶來的疲憊。

一、腿部拉伸

・**步驟一**：保持身體直立，左手扶牆，右膝彎曲。
・**步驟二**：右手握住右踝關節，將小腿拉近至大腿。
・**步驟三**：感受大腿前側拉伸感，停留 15 秒。
・**步驟四**：改換左腳。

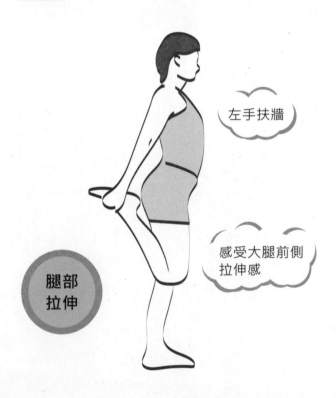

左手扶牆

感受大腿前側拉伸感

腿部拉伸

二、全身拉伸
- **步驟一**：躺平放鬆身體。
- **步驟二**：一邊深呼吸，並且將手與腳往兩邊伸展。

三、肩頸拉伸
- **步驟一**：找一面牆，背部貼在牆壁，縮下巴。
- **步驟二**：將手往天空伸展、舉高。

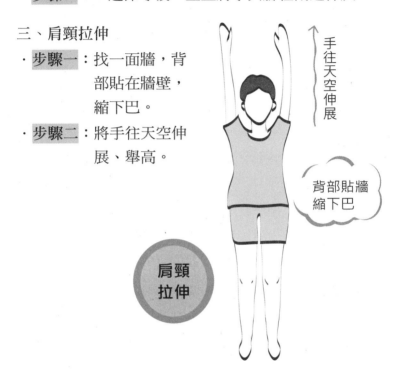

手往天空伸展

背部貼牆
縮下巴

肩頸
拉伸

　拉筋不是越強越好，而是要適度，除了手跟腳之外，腰部也要拉伸喔！

　「武龍醫生，那我什麼時候要拉伸？」其實，每天都要拉筋會比較好，固定拉筋可以讓身體變得柔軟，降低受傷機率。睡前做拉筋及伸展，可以幫助自律神經調節，有助於改善心悸及失眠。

運動迷思一：時間不是越長越好！

「為什麼走路一小時都沒有瘦下來，血糖也沒有降低，但我朋友走路一小時就有改善？」

「我每天都去散步，為什麼血糖還是降不下來？」

「我每週運動量明明都超過 150 分鐘了，體重怎麼一點都沒變少？」

這是因為每個人走一小時的距離都不一樣，有的人慢慢走，有的人走得快，如果想要減重控糖的話，建議以「設定運動距離」為目標，會更有效果。

使用距離作為標準的話，是要確定消耗多少熱量，假設「30 分鐘走了 4 公里」，跟「1 小時只走 3 公里」，那運動 30 分鐘所消耗的熱量，可能比運動 1 小時還多。也就是說，距離才是絕對保證消耗熱量多寡的因素，而不是時間。當然，速度雖然會有影響，但跑的距離短的話，即便速度再快也沒有用，累積的熱量消耗也是有限。

若是以走路或慢跑為運動的人，建議可以先設定走路或跑步的距離，根據經驗來看，這樣的熱量燃燒效果會比較穩定。如果長距離，慢走也可以消耗足夠的熱量，糖分利用也會比較有效；相反地，當你時間長，但是距離不夠長時，熱量及葡萄糖消耗程度，反而就不會很明顯反映在血糖或體重上。

因此，想要有效控糖減重的話，運動時就要設定一個「數值化目標」。這個數值化目標希望是能跟熱量消

耗呈現正相關。舉個例子，游泳 1 小時，游了 100 公尺，只花了 10 分鐘，但有 50 分鐘都在泡水聊天，效果一定輸給一直游泳的人，所以運動的時間越長不一定越好。

游泳跟跑步，用訓練的距離做設定，效果會比單純設定訓練時間來得重要。

若是重量阻力訓練，也是相同道理，訓練組數 × 重量 × 重複次數，遠比你在健身房訓練多久，還來得重要。有的人花很多時間在健身房擺拍，也有的人專心訓練，完成一定的組數與循環。你覺得哪組人會達到比較有效的成果呢？

當然設定的目標要量力而為，不要一口氣就設定太過高難度，循序漸進，慢慢增加。雖然一般健康生活的運動指標會建議一星期要運動幾分鐘，但是在多年的減重控糖門診經驗中，我觀察到，對於尋求減重控糖的人來說，運動訓練的目標，盡量少用時間來評估成效，而是有「達到最初設定的目標跟距離」會比較好。

當然，如果是想成為運動員或參加比賽的人，可能就需要把時間指標，列入訓練目標內。

運動迷思二：空腹運動比較好？

「到底是飯前運動，還是飯後運動？」有的人習慣飯後散步，不讓身體累積太多熱量，飯後運動以適度為佳，不影響身體跟消化、吸收為主；有的人則習慣飯前

▲ 運動類型比較表（有氧、混合、無氧）

	有氧運動 長跑、騎自行車	混合運動 足球、籃球	無氧運動 重訓、舉重
作功速率			
血糖趨勢			
影響因素	運動強度與時間、胰島素與升糖素的比例、體能、營養狀況、運動前血糖值。	運動強度與時間、胰島素與升糖素的比例、荷爾蒙、乳酸濃度、體能、營養狀況、運動前血糖值。	運動強度與間隔長短、胰島素濃度、荷爾蒙、乳酸濃度、體能、營養狀況、運動前血糖值。

＊資料來源：Lancet Diabetes Endocrinol 2017; 5: 377- 90

空腹運動，此時就要小心低血糖。

研究報告顯示，空腹運動可以消耗並燃燒脂肪，就會有人問：「武龍醫生，空腹運動是不是比較好？」

糖尿病患者可能要注意是否會產生低血糖的症狀，其實飯後運動是可以改善胰島素敏感性，幫助控糖，不一定要堅持空腹運動。若是要在長時間空腹後做晨間運動，需要留意是否隨身攜帶糖果，以避免在運動過程中，出現低血糖的狀況。

如果是從事長時間高強度運動或重量訓練的人，就更不適合在長時間的空腹下做運動，否則容易在過程中，隨著運動時間拉長，血糖持續下降，就會造成低血糖。若是此時來個低血糖頭昏的症狀，不小心一個閃神，反而會讓自己受傷，得不償失。

所以，如果是剛開始培養運動習慣的糖友，尤其是正在用藥物治療的患者，可以考慮從飯後運動或晚餐前的運動開始，先避免長時間的空腹下做晨間運動。

在飯後運動的人，也是建議從輕量運動開始。另外一個比較特別的是，有少數體質特殊的人，在飯後劇烈運動後，就會產生食物過敏現象，這種現象稱作「食物依賴型運動誘發過敏反應」（Food-dependent, exercise-induced anaphylaxis, FDEIA），平常吃同一種食物，只要沒有接著運動，反而不會有過敏現象產生，所以大家運動時，也要隨時注意自己是否有任何不適症狀。

最好的運動時段，就是自己能固定執行運動的時間。另外，運動後也是要依照運動的強烈程度，決定是否要補充額外能量，否則有的人會在運動後或甚至半夜時，發生低血糖症狀。

泡熱水澡，也能改善血糖和代謝？

一份英國萊斯特的研究發現，泡熱水澡可能可以改善血糖和代謝異常。

研究利用連續血糖分析儀器，在參與研究的 10 個男生身上監控血糖變化，研究參與者一天泡熱水澡，隔一天做自行車運動，連續血糖的分析發現，「泡熱水澡的血糖高峰數值」比「有運動的血糖高峰數值」多降低 10%的血糖高峰數值！

研究還顯示，泡熱水澡可以增加熱量消耗，熱量消耗約每小時 126 卡路里，約等相於 25 ～ 30 分鐘走路的消耗量。

其實早在 1999 年，在《新英格蘭醫學雜誌》（*The New England Journal of Medicine*, NEJM）上，就有醫師發表過類似的研究。

研究中，請糖尿病患者泡 30 分鐘的熱水澡，水溫在 37.8 到 41.0℃，一週泡 6 天，連續泡 3 週。結果發現，有些患者的空腹血糖改善了，甚至有用胰島素的患者，必須減少胰島素用量，以避免發生低血糖。

不過，研究論文也提及，泡澡後，如果太快站起來，有的人會頭暈。所以要起來前先稍坐一會，再起身走路。

「武龍醫生，為什麼要知道泡熱水澡的好處呢？」

門診常遇到關節老化疼痛，或是行動不方便的老人。要讓他們像一般中壯年的糖尿病患者做一樣的運動，不是那麼的容易。

如果有一個方法，可以改善血糖，增加代謝率，而且連坐輪椅的人都可以執行，那麼是不是值得一試呢？

不過，因為這些都是比較小型的研究，是否適用在每個人身上，還要更多研究的證實。此外，還有 3 點要注意，首先有神經病變的人，千萬不能泡太熱的水，以免都泡到燙傷、出現傷口了，卻還不知道；第二是泡完熱水後，身體會有點脫水，要記得補充水分；第三是如果泡熱水澡會影響血糖，記得要多驗血糖，並且適度調整藥物劑量。

壓力調適，穩定血糖從減壓做起！

「醫生，我平常都有在控制飲食，也有規律運動，為什麼血糖還是降不下來？」

小芳是一名糖尿病前期的糖友，因為苦惱於血糖無法下降，因此裝上連續血糖裝置，來檢測為何血糖一直居高不下。

根據連續血糖裝置的波動和生活習慣，發現她在工

作和每週會議時，血糖都會飆高，但在會議結束之後，血糖又急遽下降，開始很想吃東西，這才找到血糖居高不下的根源——壓力。

這種忽高忽低的血糖，長期下來容易引起自律神經失調、暴飲暴食，因此壓力的調適很重要。適度轉換心情，搭配一些放鬆的音樂、伸展、戶外活動等，都有助於身心調適。壓力也是血糖控制重要的一環。

再者，我們如果情緒起伏很大，以及血糖波動很大的時候，自律神經也容易發生變化，有的人容易出現失調的症狀。除了每日的血糖平均要控制之外，血糖波動也要控制，血糖的高低變化程度就是我們所說的「血糖波動程度」。

平日應避免血糖波動劇烈，若是處於低血糖的時候，血液容易凝固，壓力荷爾蒙及腎上腺素也會上升，長時間的高壓之下，就容易造成身體發炎、血管硬化。

血糖波動雖然是正常生理現象，但差距太大不是好事。差距太大的時候，我們的自律神經跟內分泌會被逼著做調整，自律神經一下子要加速，一下子又要踩剎車，久了就會亂套，導致自律神經失調。所以，飯後血糖的波動變化，要在適當的範圍內，不要波動太大，也不要出現低血糖的狀況。壓力的控管，也是一樣的道理，若是起伏太大，身體跟自律神經也會受不了，所以中庸之道才是上上策。

好好睡覺，勝過吞藥

生活習慣包含了壓力調適跟睡眠。曾有一個病人，平時就有控制飲食，但長期失眠，反而產生胰島素阻抗，導致血糖上升。

研究表示，如果一天的睡眠時間低於 6 小時者，罹患糖尿病的風險也會比較高。當然，睡眠時間也不是越多越好，還要看睡眠品質狀況，如果睡眠品質不好，睡再多也沒用。我們之所以會檢測睡眠呼吸中止症，就是要確定患者的睡眠品質是否良好。

一般來說，睡眠週期大約是 80 到 90 分鐘為一個循環，如果要更精確的話，就要算睡了幾個循環。假設一個人斷斷續續睡了 6 個 60 分鐘，這樣是「零個循環」，而一次睡了 6 小時，則是「4 個循環」，哪一個睡眠品質比較好呢？

當然是一次睡 6 小時的睡眠品質比較好，若是斷斷續續睡 6 個小時，其實沒有完成任何一個循環，這時可能就要考慮如何改善睡眠了。

改善睡眠要有點耐心，因為改善睡眠無法立即改善血糖，可能需要一年半載，才會感覺到血糖變得越來越穩定，並不是這個禮拜睡得很好，明天就可以馬上改善血糖。因此，如果短期內發現血糖還是不穩定，不要氣餒，跟專業醫師團隊討論之後，繼續調整生活作息就好！

睡眠檢測裝置，真的準確嗎？

近幾年，越來越多人開始注重起睡眠品質，因此有些廠商紛紛推出睡眠檢測裝置，例如手錶或是手環，透過內建的陀螺儀、加速器來判斷是否清醒，而有配置心律感測器的裝置，還會參考心律變化，得出自己的睡眠週期。但大家是不是都會有一個疑問：「真的準確嗎？」

當我們睡覺時，可能會翻身，因此若僅靠動作來判斷睡眠品質，就會變得不夠準確。例如，有些失眠的人為了可以快速進入睡眠，會保持靜止的狀態，裝置就會誤判此時已進入睡眠階段；又或是有些人已經進入深層睡眠，但因為過程中不斷地翻來覆去，就會被判斷為清醒，隔天起床看到數據，還以為自己的睡眠品質不佳，反而導致失眠問題。

如果真的要使用電子儀器輔助的話，建議採用準確度足夠的，例如「整夜睡眠多項生理功能檢查」（Polysomnography，以下稱 PSG），這是目前最常被安排進行睡眠標準的生理診斷方法。PSG 是綜合類型的檢查，因此受檢者身上會安裝多種儀器的偵測電極，根據腦波圖、眼動圖、下顎肌電圖、心電圖、手鼻呼吸氣流、胸腔呼吸動作、血氧濃度、睡覺姿勢，客觀判斷各種睡眠階段的時間佔比。

控糖進階課，糖化血色素與血糖波動的關係

當糖尿病患者瞭解血糖波動，可以有效預防低血糖，甚至減少藥物劑量。

這邊以血糖值 154 mg/dL、糖化血色素為 7% 為參考線，下面提供 3 個案例的血糖波動圖示，進一步延伸討論。

▲ **Case 1：平均血糖達標，血糖波動小。**

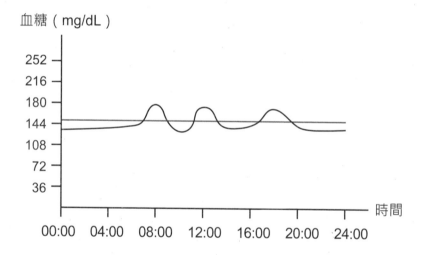

這個案例的血糖波動不大，也沒有發生低血糖。平均血糖也在 154 mg/dL 左右。這樣的血糖狀況，算是最理想型。

▲ **Case 2：平均血糖達標，血糖波動大。**

血糖（mg/dL）

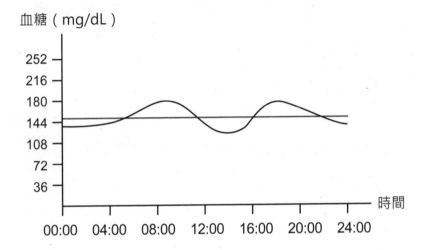

　　這個案例的血糖波動比較大，不過還沒有發生低血糖，但只有 2 次的血糖上升波形。常見情形是因為，患者不想打 3 次以上的胰島素，只有早晚各施打一次的混合型胰島素，也因為中午沒有施打胰島素，所以中午沒吃或是吃得很少。

　　不過要注意的是，如果飲食跟藥物配合不來的人，血糖波動可不會如此，常常看到一天施打 2 次混合型胰島素的患者，結果中午還是大吃大喝，使得中午的血糖飆到 200 mg/dL 以上。

▲ **Case 3**：平均血糖達標，血糖波動大，常常低血糖。

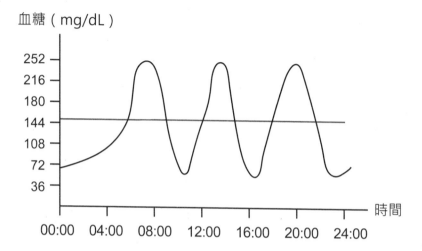

血糖（mg/dL）

252
216
180
144
108
72
36

00:00　04:00　08:00　12:00　16:00　20:00　24:00

時間

　　這個案例的血糖波動比較大，而且也常常發生低血糖。人在低血糖的時候，會更想吃東西，但吃多了，血糖又會狂飆，血糖狂飆，藥物就得越吃越多，或是越打越多，陷入惡性循環。

　　因為低血糖，心臟及其它器官受損的次數也會越來越多。如果監測這個案例的血糖，糖化血色素 HbA1c 為 7%，空腹血糖卻連 140 mg/dL 都不到，會讓人誤以為控制良好。

綜合上面 3 個案例的血糖波動圖示，可以知道血糖是持續處於波動狀態，就算拿同一台血糖機測量，每 5 分鐘量的數值，也會不盡相同。

如果常常發生低血糖，或者是血糖變化抓不出規則性，可以考慮使用連續血糖監測系統 CGMS，來抓出血糖波動的變化。

當我們瞭解自己的血糖波動，可以避免低血糖的發生，也可以減少藥物的劑量，使藥物跟血糖變化配合得更好。

飲食對血糖控制的比例佔最大，也是最快的方式，運動的效果則比較慢、比較弱，所以我們要先著重於飲食控制，再輔以運動控制。

假使已經很認真控制飲食，血糖還是持續波動的人，可能就是睡眠、壓力的關係，有時候真的要花上好幾個月才能改善血糖，而且壓力也會連帶影響到睡眠，需要全面評估與考量。

不過，胰臟功能退化過度的患者，無法單靠飲食、運動控制血糖，此時就需要藥物輔助控糖。

藥物有口服、注射，或者是像隨身聽大小般的胰島素幫浦等種類，要選用何種治療方式，可以經醫師跟醫療團隊根據病患當下的狀況進行評估，再決定適用哪一種方式，下一章節將進一步分享目前的藥物現況。

健康永續行動

醫療現場！各類型糖尿病臨床療癒實證

走進門診，直擊醫療現場，我們從「健康觀念」建立，再落實「健康永續」行動，真正做到預防各類型糖尿病、改善症狀、遠離相關慢性病與併發症的纏身，期許一同找回身心靈的平衡與舒暢。

1

糖尿病控糖法寶 × 醫藥輔助，
雙管齊下

> ∞
>
> 糖尿病的治療並不困難，可以使用的藥物種類非常多，根據糖尿病的類型和需求的不同，醫師會根據糖友的狀況，給予適當的處方。
>
> ∞

飲食、運動、藥物是控糖的三大法寶，首重飲食、運動及生活習慣的改變，若無法將血糖控制於合理範圍，就必須加入藥物治療。糖尿病的治療並不困難，可以使用的藥物種類非常多，根據糖尿病的類型和需求的不同，醫師會根據糖友的狀況，給予適當的處方。

第一型糖尿病是因為胰臟功能不佳，無法自主分泌胰島素，此時就需要借助外力來補充；第二型糖尿病則是因為胰島素敏感性不好（阻抗），或是胰臟功能衰退，導致高血糖，治療時會根據個案狀況是否選擇用口服藥物或是胰島素來治療。

幫助血糖控制的胰島素類型

「治療糖尿病不就是打胰島素嗎？」以前聽到控制糖尿病就是施打胰島素，市面上的胰島素種類很多，依照降血糖作用的時間，可以做以下分類：

一、速效型胰島素：又稱為「餐前胰島素」，在施打後 10 至 15 分鐘就會開始作用，藥效高峰期為 0.5 至 1.5 小時，胰島素作用時間為 3 至 5 小時，主要是控制餐後的血糖，因此需在飯前注射。

二、短效型胰島素：在施打後約 0.5 至 1 小時開始作用，藥效高峰期為 2 至 3 小時，胰島素作用時間約為 5 至 8 小時，於飯前 30 分鐘注射。主要是控制餐後的血糖，因此需在飯前注射。

三、中效型胰島素：在施打後約 2 至 4 小時開始作用，藥效高峰期為 4 至 10 小時，胰島素作用時間約為 10 至 18 小時。因為作用時間不到 24 小時，可能 1 天就要注射 2 次，所以目前除非有特殊情形，比較少在平日居家控糖時使用。

四、混合型胰島素：混合一定比例的速效型與中效型或長效型胰島素，在施打後約 10 至 20 分鐘開始作用。若是混合中效型胰島素，降血糖的作用時間大約 10 至 16

小時，例如：優泌樂筆®－混合型 25（Humalog Mix25®）及優泌樂筆®－混合型 50（Humalog Mix50®）；若是混合長效型胰島素，作用時間可達 24 小時，例如：諾和密斯® 30（NovoMix®30）及諾和密斯® 50（NovoMix®50）。

　　若是混合的速效型比例越高，降低飯後血糖的效果越好，不過相對地，含有中效或長效型胰島素的比例較低。若相同劑量時，降飯後血糖效果：諾和密斯® 50（NovoMix®50）>諾和密斯® 30（NovoMix®30），優泌樂筆®－混合型 50（Humalog Mix50®）>混合型 25（Humalog Mix25®）。

　　五、新型混合型胰島素：混合一定比例的速效型與超長效型胰島素。在施打後約 10 至 20 分鐘開始作用，因為含有超長效胰島素，降血糖的作用時間可能超過 24 小時。例如：諾胰得（Ryzodeg）。

　　六、長效型胰島素：注射後，約 1 至 2 小時開始作用，沒有明顯的高峰期，胰島素作用時間為 20 至 24 小時，可以 1 天注射 1 次，例如蘭德仕（Lantus）及瑞和密爾（Levemir）。

　　通常注射長效型胰島素可降低早餐前空腹時候的高血糖，由於藥效沒有明顯高峰期，所以對於飯後血糖的改善效果微乎其微，也因此若是飯後血糖控制不佳的人，可在三餐餐前搭配速效型胰島素，就可以同時控制餐後血糖上升。

七、**超長效型胰島素**：注射後，約 1 至 2 小時開始作用，沒有明顯的高峰期，胰島素作用時間超過 24 小時，可以 1 天注射 1 次，例如糖德仕（Toujeo）及諾胰保（Tresiba）。

八、**混合長效胰島素及腸泌素**：混合一定比例的長效型胰島素及腸泌素，例如爽胰達（Soliqua）。注射後，在腸泌素的作用下可改善飯後血糖，因含有長效型胰島素，胰島素藥效可達 24 小時，並降低空腹血糖。

「打胰島素會不會傷腎？」、「打胰島素會失明？」、「打胰島素會成癮？」很多人對於胰島素有著誤解，其實胰島素是胰臟本來就會分泌的激素，因為缺乏或是不足，才需要藉由外來的胰島素補充，因此並不會影響到腎臟、視力的功能。

很多人誤以為打胰島素會傷害腎臟，其實真相是，有很多的患者早就因為長期血糖控制不佳，已經影響到腎功能或眼睛，才接受醫療團隊的建議施打胰島素。反倒是有些及時使用胰島素控糖的患者，因為有效控糖在安全範圍內，長期下來，腎功能有所恢復。我們若沒有控制住血糖，才是造成腎臟功能損壞、失明的主要原因。

腸泌素，間接控制血糖、食慾兼瘦身

除了施打胰島素，現在還有一種新的針劑劑型——腸泌素。

腸泌素是一種身體的荷爾蒙，一般我們吃下食物之

後，腸道會分泌一種內分泌的化合物叫做「腸泌素」，它可以讓腦部感受到飽足感，幫我們「間接」控制食慾，因為腸泌素可刺激胰島素分泌，血糖也會下降一點，同時會抑制食慾，有些人因而變瘦，所以現在糖尿病患者打針不只打胰島素，還有腸泌素。

如果家族有甲狀腺髓質癌，或是有相關癌症的病史，就要小心使用，有的人也要留意會不會遇到胰臟炎。另外，有些人使用的時候，可能會有一些噁心、嘔吐，或是腸胃道不適的症狀。

一般而言，這個藥物的劑量是從輕到重。初次使用的人不需要用標準劑量，而是先從輕微的起始劑量開始，等身體慢慢適應了之後，再調整到標準劑量，如果一下子就打到標準劑量可能會有嘔吐症狀，腸胃也會受不了。

先從輕劑量開始，不要著急，這個用藥的使用週期有每天使用的，也有每週使用的。有的人使用後，因為減輕食慾，進而達到熱量赤字，所以在使用一段時間後，體重自然就會下降，達到順利控糖又減重的結果。

也因為腸泌素有控糖又減重的效果，有的人在大幅減重後，甚至可以減少其他的血糖用藥。不過臨床上，還是建議要養成良好的飲食跟生活習慣，因為有的人只要一脫離腸泌素，就復胖了起來；但也有的人可以一直保持不復胖，這些人大多是很認真學習調整生活步調、學習飲食技巧，並保持運動頻率的人。即使能藉由腸泌素減重，建議仍應學習正確的飲食技巧。

▲ 胰島素作用時間及藥效

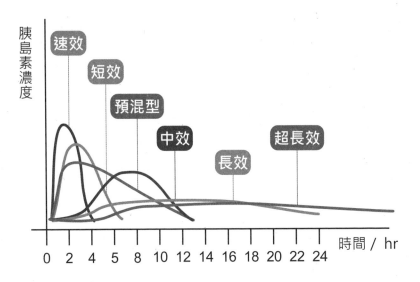

跟糖尿病患者搶藥用？
「瘦瘦筆」有這 4 種！

在國外，時常被拿來當作減肥的法寶——瘦瘦筆，在台灣也開始風行，而瘦瘦筆的主要成分，正是腸泌素。

但你知道嗎？腸泌素針劑共有 4 種——善纖達、胰妥善、胰妥讚、易週糖，每款腸泌素針劑的適應者不同，並非所有藥品都能給減肥者使用，台灣唯一核准使用於體重控制的腸泌素為「善纖達」。不過，這 4 種都是需要由醫師診斷、開立處方，才可取得的用藥。

不想打針注射的人，現在也有口服劑型的腸泌素——瑞倍適，也有控糖和控制食慾的效果。針劑或口服劑型的腸泌素，都可能會有噁心、嘔吐與腸胃不適等副作用，建議需在醫療人員指導下使用。

想要減肥的人，請選擇符合減重適應症的藥品，與專業合法的醫師，也要多收集資料，並審慎評估，經過醫師詳細地諮詢與評估。

其實，根據我的臨床經驗，良好的生活習慣，搭配飲食控制與定期運動，才是減重的不二法門。

臨床常用的口服降血糖藥物

除了前面說的注射胰島素之外，臨床上也經常使用的口服降血糖藥物，來控制血糖。

這些藥物可分為 7 類：雙胍類、SGLT-2 抑制劑、DPP-4 抑制劑、腸泌素類似物、促胰島素分泌劑、 α - 葡萄糖苷酶抑制劑、胰島素增敏劑。我特別整理成以下表格，方便讀者參照：

藥物種類	作用機轉	常見藥物學名	注意事項
雙胍類	抑制肝醣分解以及糖質新生，增加周邊組織的胰島素敏感性。	Metformin	・注意是否會腸胃不適。 ・若要做影像檢查，需於顯影劑注射前，考慮停藥。
SGLT-2 抑制劑（排糖藥）	減少腎臟回收糖分，進而從尿液排出糖分，降低血糖。	Canagliflozin、Dapagliflozin、Empagliflozin、Ertugliflozin	服用排糖藥可能會有酮酸中毒、脫水，以及生殖泌尿道感染的風險，因此要注意適當補充水分及生殖泌尿道清潔衛生。

DPP-4 抑制劑	減少腸泌素分解，進而提高血液腸泌素濃度並達到血糖下降的效果。	Sitagliptin、Saxagliptin、Linagliptin、Alogliptin Vildagliptin	若皮膚出現大片紅疹及水泡，需注意是否為藥物副作用。
腸泌素類似物	增加血液腸泌素濃度，可減緩胃排空並抑制食慾，增加飽足感。	Dulaglutide、Liraglutide、Semaglutide、Lixisenatide	· 注意是否會腸胃不適。 · 本身或家族有甲狀腺髓質癌者不建議使用。
促胰島素分泌劑	刺激胰臟 β 細胞分泌胰島素。	· 硫醯基尿素類（Sulfonylurea, SU）：Chlorpropamide、Glipizide、Glimepiride · 美格替耐類（Meglitinide）：Repaglinide、Nateglinide	降血糖的作用較強，要注意低血糖的發生。
α-葡萄糖苷酶抑制劑	抑制腸道內負責分解雙醣、寡醣及多醣的酵素，進而延緩碳水化合物分解成葡萄糖進入全身循環。	Acarbose	注意是否會腸胃不適。

胰島素增敏劑	增加周邊組織對胰島素的敏感性	Pioglitazone	可能會有水腫的症狀。

　　以上這些口服降血糖藥物，本身就是要抑制血糖上升，因此多少都有可能出現低血糖的副作用，如果在服藥之後出現飢餓感、心悸、冒冷汗、頭痛、顫抖等低血糖症狀，就要趕快吃下糖果等含糖食物。

　　坊間流傳長期服藥容易傷腎，有許多人不免為此擔心，在發現已經控制血糖之後，選擇自行減藥或是停藥，這可能會讓血糖再次失控，甚至引發併發症，如視覺神經、腎臟、神經方面的病變，所以千萬不能擅自調整藥物！

　　對於藥物有任何問題，建議跟自己的主治醫師溝通、討論，經醫師評估後，調整藥物才可行。

　　糖尿病是因為體內胰島素缺乏，或無法發揮作用，才會造成血液中濃度上升，如果不加以控制，就容易形成慢性疾病，引發併發症。然而，除了服用藥物、注射胰島素之外，其實最重要的還是要改變自己的生活型態。

　　健康的飲食、規律運動，再服從醫囑認真吃藥，才可以使藥物的效果最大化，維持美好的生活！

2

妊娠糖尿病 × 控制血糖，
拒當「糖媽咪」！

∞

妊娠糖尿病不完全是糖尿病，它算是一種血糖代謝異常
的狀態。

∞

　　雯雯是一名 30 歲的孕媽咪，初次懷孕的她，對於新
生命的到來感到相當開心，因此對於每一項產檢內容都
極為重視，就連被大家戲稱是「大魔王」的妊娠糖尿病
篩檢──「喝糖水」，也毫不猶豫地喝下去。沒想到檢
測結果發現血糖數值太高，被婦產科轉到我的門診，進
一步評估。

　　其實，妊娠糖尿病不完全是糖尿病，它算是一種血
糖代謝異常的狀態。

　　「醫生，我該怎麼辦？」診斷出妊娠糖尿病的媽媽
不用太過緊張，因為 90% 的孕婦只要透過健康的飲食跟

運動調整就好了，只有 10％不到的孕婦需要吃藥、打針來控制血糖。

一般而言，糖尿病驗血糖是飯前一次跟飯後兩小時，但是有些妊娠糖尿病的患者，因為血糖代謝異常比較輕微，血糖最高點是在飯後一小時，所以可能會先請她檢驗血糖高峰期是在飯後一小時，還是兩小時，之後才固定驗血糖的時間。

這部分跟一般糖尿病不太一樣，因為一般糖尿病患者因為有胰島素阻抗，血糖在飯後兩小時後，才有下降的趨勢，而正常人是飯後一小時開始下降，在飯後兩小時檢驗到的血糖會比飯後一小時來得低。妊娠糖尿病則不一定，有的人是飯後兩小時才開始下降，也有人飯後一小時就開始降了，所以有時候可能會驗飯後一小時，才會驗出高點。

妊娠糖尿病定義：

在懷孕中發生或發現任何程度的葡萄糖耐受不良（Glucose intolerance），簡單來說，就是在懷孕的時候，發現有血糖偏高的情形。

血糖失控，危害孕婦與嬰兒的生命

「為什麼我會有妊娠糖尿病？」其實，並不是所有孕婦都會有這樣的情況。

有些孕婦可能是因為懷孕時荷爾蒙發生變化，身體的壓力也跟著變大，產生了血糖代謝異常，也有一些孕婦是因為年紀大，具有糖尿病家族病史、肥胖、多囊性卵巢症候群（Polycystic ovary syndrome, PCOS），或是本來就快糖尿病了，只差臨門一腳，再加上懷孕的荷爾蒙及壓力變化，讓血糖特別容易升高，導致妊娠糖尿病。

目前有些研究指出：「孕婦在懷孕期間，若有注意含糖飲食的攝取跟運動調理，發生妊娠糖尿病的機率就會下降，且日後發生糖尿病的機會也會跟著降低。」因此不需要太過緊張，只要願意監控血糖並搭配飲食，通常都能穩定控制。

當雯雯到我的門診再做糖水檢測時，卻仍沒有通過，經詢問之後，發現雯雯在口渴時，常常會買一杯含糖飲料慢慢喝，加上平時三餐以米飯、麵食為主，少吃肉類、蔬菜，我就建議在攝取熱量的同時，也要控制含糖比例，從改善飲食習慣做起，戒除含糖飲料，並且請她定期回門診檢測血糖的控制狀況。

大部分妊娠糖尿病的病人沒有症狀，但孕婦如果遲遲無法控制血糖，肚子裡的胎兒就可能成為巨嬰，在生產時，風險就會比較高，以及孩子的肥胖機率，也可能

會比較高，影響到日後的健康。

　　所以，目前會讓懷孕婦女篩檢血糖代謝有沒有異常，如果代謝發現異常現象，就需要做飲食介入跟運動的調理。

孕期體重應在合理範圍，過重過輕都不好！

　　雯雯在懷孕期間，因為「一人吃兩人補」的想法，卻補過頭，讓體重增加太快，也是讓她罹患妊娠糖尿病的原因之一。

　　妊娠糖尿病的病人也可能因為過胖，導致難產，造成生命危害。即使血糖控制得好，體內多了一個生命體，本來就會稍微增加體重，只要控制在合理範圍內，孕婦體重增加沒有不好。

　　「醫生，那我該怎麼辦呢？」注意平時飲食的總熱量，如果肚子裡的胎兒判定過輕，也要注意醣類的攝取，以及總熱量的攝取是否足夠，並不是罹患妊娠糖尿病之後，就斷絕所有醣類或一味地少吃。醣類吃得太少，反而可能會產生酮酸，甚至傷害胎兒的腦部發育。

　　若長期總熱量攝取嚴重不足，生下來的胎兒可能會有體重過輕、發育不足的風險。

　　對孕婦來說，只要控制好血糖上升的幅度，讓自己營養均衡，胎兒營養也才會均衡！

　　在雯雯認真控制血糖的半年後，終於順利產下一名

白白嫩嫩的嬰兒。不過，生產完並不代表妊娠糖尿病也會跟著結束，還是要請雯雯定期回診追蹤產後的血糖狀況。有些產婦在生產完後，血糖就會恢復正常範圍，但少部分的人會持續有血糖代謝異常，還要再追蹤血糖變化跟保持飲食控制一段時間。

　　有妊娠糖尿病的人，日後罹患糖尿病的風險也較高，為了避免成為糖尿病的高風險群，各位媽媽們在生產完後，飲食、運動、生活作息都不能再被忽視。

▲ 妊娠糖尿病的診斷標準

靜脈血糖數值（mg/dL）	75 克口服葡糖耐受試驗	100 克口服葡萄糖耐受試驗
空腹	92	≥ 95
口服葡萄糖後第 1 小時	≥ 180	≥ 180
口服葡萄糖後第 2 小時	≥ 153	≥ 155
口服葡萄糖後第 32 小時		≥ 140

＊備註：100 克口服葡萄糖耐受試驗為 Carpenter/Coustan 版本數值。

＊資料來源：2016ADA 美國糖尿病治療指引。

妊娠糖尿病的篩檢、診斷、產後追蹤

▲ 妊娠糖尿病的篩檢頻率

對於妊娠糖尿病具有高風險的族群，可能出現以下特徵：重度肥胖、尿糖、明顯的糖尿病家族史。因此，第一次產檢的時候，就可以考慮做血糖測試。如果首次測試的結果，沒有妊娠糖尿病，應該在24到28週的時候，再做一次測試。

對於比較沒有妊娠糖尿病高度風險的孕婦，在 24 到28 週的時候，可做一次血糖測試，當然風險度很低的人，例如：年紀小於 25 歲、體重正常又沒有糖尿病家族史的人，是不是一定要做血糖測試，可以跟醫師詳細討論。

▲ 妊娠糖尿病的診斷

· 一階段法（One Step approach）

用 75 克口服葡萄糖耐受試驗，當作診斷標準。

空腹，以及口服葡萄糖後第 1 小時或第 2 小時超過標準值，就是有妊娠糖尿病。

· 二階段法（Two Step approach）

第一步驟先用 50 克口服葡萄糖耐受試驗（不用空腹）當篩檢。

若是口服葡萄糖後第 1 小時的血糖超過 140 mg/dL（敏感性 80%，也有人用 130 mg/dL 當標準，敏感性

90%），再進行第二步驟。

第二步驟用 100 克口服葡萄糖耐受試驗做診斷標準。

空腹，以及口服葡萄糖後第 1 小時或第 2、第 3 小時的血糖檢查結果中，任兩數值超過標準，就診斷為妊娠糖尿病。

針對目前要採用哪一種方法，沒有統一的標準，各有優缺點。不過，臨床實務上，有的人會刻意空腹久一點，讓二階段法中的 50 克口服葡萄糖耐受試驗結果在正常範圍內。

總歸來說，妊娠糖尿病的控制並沒有那麼困難，各位媽媽們和家屬真的不需要過度恐慌。

▲ 妊娠糖尿病的產後追蹤及預防

妊娠糖尿病患者於產後 6 至 12 週，需要接受 75 克葡萄糖耐受試驗（75g OGTT），也就是俗稱的喝糖水試驗。

因為妊娠糖尿病產後可能會有部分的人有葡萄糖耐性障礙（Impaired glucose tolerance, IGT）或是糖尿病。有些孕婦順利生完小孩，也開開心心地坐月子，然後就忘了要回來追蹤。這裡想要特別提醒媽媽們，忽略這件事情，很有可能會影響下一個孩子的健康！

「武龍醫生，為什麼會發生這種情形呢？」根據研究指出，若是病人在懷孕前，有高血糖的問題沒有被診斷

出來就懷孕的話，生下的小孩出現先天畸形（Congenital malformation）的比例會比較高。

其實高血糖或糖尿病並不可怕，可怕的是逃避、不敢面對，不敢將自身的困擾跟家人和醫護人員討論，這裡要再次強化大家的正向觀念，唯有正視恐懼，才能夠無所畏懼。

「武龍醫生，那麼做完喝糖水試驗後，就沒事了嗎？」如果檢測結果是不正常的，也別灰心，因為提早發現問題、提早預防，還是可以及時調整，找回健康。如果檢測結果是正常的，就非常恭喜，要繼續維持下去。

還是要特別提醒一件事，曾經得到妊娠糖尿病的婦女，在未來懷孕的時候，還是可能會有血糖代謝異常。在下次懷孕的備孕時期，就可考慮先追蹤一下血糖控制狀態，避免懷孕前就有血糖異常。

產後的血糖追蹤檢查，千萬別逃避。換個角度思考，做了這個葡萄糖耐受試驗，可以幫助我們瞭解問題的背後因素：「為什麼當初會得到妊娠糖尿病？」、「為什麼會有胰島素阻抗的現象？」兩個簡單的提問，抽絲剝繭找到核心，進行全面性的解決，才算真正地防範於未然啊！

3

零症狀的糖尿病前期 × 多囊性卵巢症候群，原來都是糖惹的禍！

「我很久沒吃油炸類食品了，為什麼痘痘就是不會好？」詢問患者平時的飲食方式之後，確實沒有吃油炸食品，但她愛吃糖啊！

　　「武龍醫生，之前因為經期很亂，所以到婦產科看診，開了黃體素的藥物，但都沒有效果。」曉葳是一名20歲的大學生，長期深受痘痘、肥胖、月經紊亂的問題所擾。

　　曾經也看過婦產科，但覺得要一直吃調理經期的藥物，讓她的體重不減反增，最終來到內分泌科尋求協助。

經期紊亂、痘痘暴增，原因竟然都是「它」！

　　經過檢測之後，發現曉葳不是只有多囊性卵巢的症狀，甚至血糖偏高，已經是糖尿病前期了。

曉葳的月經紊亂、肥胖，還有長青春痘，甚至手腳有多毛症狀，都是多囊性卵巢症候群的表現，多囊性卵巢症候群患者很容易進展到糖尿病，這次先沒有開藥，而是與她討論並建議低碳水化合物的飲食控制，最後經期不再混亂，開始有了規律。

　　多囊性卵巢症候群患者可以透過飲食調整及加強運動後改善，有些人能恢復到不需要再服用調經藥，但若是一直無法單純用飲食及運動改善的患者，我們就會開立類似糖尿病的藥物，像是二甲雙胍等改善胰島素阻抗的藥物，作為輔助。適度使用一些減少胰島素阻抗的藥物做輔助之外，建議有肥胖問題的人，還需要進行減重。

　　在她到我的門診之前，曉葳也因為痘痘去看了皮膚科，但痘痘始終沒有好轉。

　　「妳平日的飲食，都吃什麼比較多？」我問。

　　「我很久沒吃油炸類食品了，為什麼痘痘就是不會好？」詢問平時的飲食方式後，確實沒有常吃油炸食品，但她吃了很多糖啊！

　　實際上，糖吃太多的時候，生長激素及荷爾蒙會過度分泌，皮膚的角質細胞會增生過度，進而導致毛孔的毛囊堵塞，就會更容易長青春痘。所以有時候並不是油

脂吃得太多，而是糖分吃太多，才會造成痘痘的出現。所以，如果一直長青春痘，有一部分要考慮是否糖吃太多。

現在關於青春痘與飲食的關係，也在慢慢改觀，以前都是說油炸吃太多，現在發現有一部分的人都是糖吃太多，有的患者真的會這樣說：「我都沒吃油炸物，也沒有吃雞排！」可是，他們卻喝珍珠奶茶、吃甜點，這就是問題所在。

在得知原來是糖分造成的後果，曉葳戒掉精緻糖，改成低碳水化合物的飲食方式，症狀終於獲得改善，也不用再吃婦產科開的藥了，也改善了青春痘，恢復了健康少女般的乾淨臉龐。

營養午餐，真的健康嗎？

「醫生，為什麼我的孩子會有糖尿病？」近幾年來，越來越多國、高中生也檢查出有糖尿病前期，被認為是老年人的病，如今已逐漸年輕化。

「跟我說說，你一天吃了些什麼？」小安是一名高中生，因為學校的體檢發現血糖超過正常值，因此被建議到醫院再檢查一次，最後確診為糖尿病前期。

有些青少年可能因課業、同儕霸凌、生活作息異常，或家庭問題等原因造成極大的壓力，導致比其他人更早進入糖尿病前期。但是小安並沒有這樣的壓力或作息問題，因此我關心了他的飲食情形，他回答：「早餐一般

吃麵包或是吐司，但沒有喝飲料；午餐就是吃學校的營養午餐。」營養師評估了他的飲食內容後，發現如果以醣類份量計算，他在早餐吃進比較多的醣類，而且熱量也比較高。因為他希望用飲食控制血糖，我建議他試裝連續血糖監測裝置一次看看。

結果很意外，從連續血糖監測裝置的監測結果發現，小安吃完含糖量比較高的麵包或吐司之後，上升的血糖幅度並不多，可是當他吃完學校營養午餐之後，血糖突然飆升！於是我們開始檢討飲食，探測到底是什麼原因，產生了這樣的結果？

雖然早餐算起來熱量比較高，糖分也比較多，升糖的幅度卻還好，反而是中餐特別高，一部分或許可用上學的壓力解釋，但是同樣是中午的飯後血糖異常偏高，還會有不一樣的高度，通常營養午餐的餐點含有許多炸物跟炸肉的時候，中午飯後的血糖會比其他天還更高。。

經過評估，小安還沒到糖尿病的階段，所以先以測連續血糖的方式，發現在吃學校製作的營養午餐，升糖幅度就比較高，尤其是油炸類，那天就會飆升到 180 mg/dL，如果沒有吃到裹著澱粉的炸物，血糖值就會在 160 mg/dL 以內，落在正常的安全值。反而在家時，早餐及晚餐的飯後血糖都在正常範圍內。

透過連續血糖裝置測量，這才發現這個驚人的秘密，確認原因真的出在營養午餐。果然，之後少吃營養午餐，

或挑著食物吃，並盡量自備午餐，血糖就有大幅的改善，目前也順利恢復成正常人的血糖代謝狀態。

我的門診時常會有國、高中生前來就診，不時會發現相同狀況，我認為大家應該正視這件事——「營養午餐並不代表一定是健康飲食！」

學校的營養午餐可能只是「符合熱量需求，但不一定健康」。餐盤中確實有肉、有澱粉、有青菜，而且還附了水果，餐費卻很低。

但是食材的品質好嗎？肉類的來源是否令人安心？會不會是藉著裹粉油炸來掩飾肉品的不良品質呢？製作的過程衛生嗎？食物的多樣性夠嗎？會不會吃來吃去，都是那幾種菜色呢？目前有些縣市的營養午餐辦得越來越好，可作為表率。同時，希望關注此議題的專業人士們，可以為學生的健康做好把關。

日本有「便當甲子園」的營養午餐比賽，一打開飯盒不僅賞心悅目且食慾大開，或許可提供台灣借鑑，期許學校與業界在營養午餐方面，越來越好。

當然不只是學生，在外用餐的成人、上班族也一樣，千萬不要讓「病從口入」，選擇食材的時候，也要特別留心，才能吃得美味又健康。

第一型糖尿病 × 誤以為腸胃炎，差點失去生命！

> 若有不明原因的腹痛、腹瀉、昏迷，就要注意是不是血糖問題，搞不好潛藏第一型糖尿病。

冠瑞是一名 16 歲的初中生，有著女生都會羨慕的「不會胖」體質，但經常口渴，常常灌下一大瓶水。

她因為腹部疼痛、拉肚子，而且意識似乎開始不穩定，而被父母帶到急診，當時學校有同學最近得到諾羅病毒，父母在想會不會受到傳染，導致腸胃炎。

血糖檢測，高達 600 ！

因為脫水嚴重，人的意識變得很不好，被送來急診後發現，血糖高達 600 mg/dL，可能已經有酮酸中毒，並且身體體液中的電解質極度不平衡。

太多的症狀都跟血糖有關，所以台灣的急診檢驗，血糖幾乎是必驗項目，但是國外仍然有因為腹痛被誤判為腸胃炎，造成高血糖酮酸中毒死亡的案例存在。

在腹痛難以改善的情況下，如果只單一鎖定為腸胃炎，而沒有檢視血糖是否超標，很可能會讓患者因為酮酸中毒，而心跳停止死亡。因此，若是有比較嚴重的症狀，即使是腸胃道症狀被送至急診就醫，仍需要進行血糖檢測。

冠瑞確認為高血糖狀態，又加上酮酸中毒後，醫療團隊開始給予大量的點滴，及電解質補充做矯正，同時也使用胰島素幫浦協助血糖控制。

胰島素幫浦是透過吊點滴的針，接上管線後連到機器，醫療團隊會設定好機器每小時打多少胰島素到體內，如此一來，也就不用護理師頻繁地打針注射胰島素，藥效也會比較穩定。幸好在治療一段時間後，冠瑞的血糖開始下降，酮酸中毒的現象也慢慢消失，甚至困擾已久的腹痛也改善了。

另外，她的電解質狀態極度不平衡，需要慢慢矯正，不能一次快速補到位，因為電解質矯正太快，身體有時候可能會適應不良，嚴重的人恐導致腦水腫。

後來，冠瑞的意識逐漸變得清醒，最初是因為腹痛送急診，經過檢查腸胃並沒有嚴重的發炎，腹痛是因酮酸中毒而產生類似痙攣、抽痛的現象，唯有等到酮酸中

毒解除、血糖控制穩定，腹痛才會緩解。

因為國外曾有發生過不少件病人腹痛、腹瀉，卻一直被當作一般性腸胃炎，到最後因酮酸中毒的致死，才發現竟是第一型糖尿病的案例，實在是令人感到相當遺憾。

胰臟無法分泌胰島素，確診第一型糖尿病

等到冠瑞症狀都緩解之後，我們開始幫她驗測胰臟的分泌功能，發現功能幾乎是 0，胰臟分泌胰島素的功能是壞掉的，需要使用胰島素才有辦法控制血糖，以後得長期使用胰島素了。

有些人不一定是因為變瘦才發現血糖問題，例如像這個個案，是嚴重到了腹痛、酮酸中毒導致昏迷，才發現罹患第一型糖尿病。所以，若有不明原因的腹痛、腹瀉、昏迷，就要注意是不是血糖問題，搞不好潛藏著第一型糖尿病。

我們有遇過比較機警的父母提出疑惑：「我的小孩怎麼體重一直掉？」於是就來看診，及時確定是第一型糖尿病。因此，若家長發現小孩一直吃不胖，體重還狂掉，應盡早做檢查，避免憾事發生。

不讓糖尿病汙名化，致病原因千百種

目前第一型糖尿病的大部分治療，還是以胰島素為主，當然現在有少數研究是透過移植胰臟來治療，但是這

樣的療法需要吃排斥藥，移植後，依然要做好飲食控制。

目前在研究細胞療法或是透過抗體來治療，有的人或許有所改善，順利恢復胰臟分泌胰島素的功能，如此一來，就可以減少胰島素的使用次數或劑量，甚至只需要服用口服藥即可。不過這些療法還在研究階段居多，離正式普及全面使用還有一段路要走。

在台灣，只要有昏迷或不明原因的症狀來急診就醫，常常會加驗血糖。這是因為高血糖或低血糖都可能會導致昏迷。所以，若是醫師告訴你有血糖問題時，千萬不要覺得醫師怎麼亂做檢查，其實驗血糖是非常重要的檢驗。

此外，糖尿病並非都是因為吃太多或肥胖所造成，壓力、睡眠、病毒或細菌感染、基因遺傳、抗癌的化療及標靶藥物副作用等，種種原因都有可能導致糖尿病。

根據統計，小時候如果遭受某些病毒感染的孩童，日後發生第一型糖尿病的機率會比較高。這幾年也有個案因感染新冠病毒，確診新冠肺炎（COVID-19）後，導致病毒破壞胰臟，因而罹患第一型糖尿病。

所以千萬別認為糖尿病全部都是「吃過頭」引起的，糖尿病的致病因素非常多，有待醫師跟科學家繼續努力幫大家破解。

第二型糖尿病 × 免疫力異常，
竟引起呼吸衰竭！

> 李伯伯曾固執表示不會打疫苗，經這次加護病房插管之後，願意乖乖定期接種疫苗，現在李伯伯已經回到正常的生活。

　　70歲的李伯伯，因為肺炎導致呼吸衰竭被送到急診，經過插管搶救之後，住進加護病房，進一步檢查，才發現李伯伯患有第二型糖尿病，但平時沒有遵照醫囑吃藥，也沒有控制飲食，血糖控制原就不好，再加上沒有固定打疫苗的習慣，一旦發生流行病時，就容易被感染，導致肺炎。

　　在加護病房的醫療團隊悉心照顧之下，李伯伯順利拔管康復，除了血糖控制之外，還請他定期施打疫苗。

　　李伯伯曾經固執地表示不會打疫苗，因為這次插管的經驗之後，現在再跟他講說每年都要打流感疫苗，他

都會乖乖聽話了，現在李伯伯已經回到正常的生活，減少因為感染而住院的次數。

不打疫苗、血糖失控，恐成感染肺炎的高風險族群

第二型糖尿病的患者除了因高血糖昏迷送院，也會因感染症而住院，例如肺炎、肝膿瘍、手腳傷口癒合緩慢、泌尿道發炎，感染機會都比別人高。此外，傷口超過 3 個月沒癒合，成為慢性難癒合傷口的比例，也會比一般人高出很多。

感染症的預防就是「血糖控制」以及「勤洗手」，保持清潔衛生習慣。血糖控制不良，白血球會變得懶散沒有功能，一旦有細菌或病毒攻入人體了，白血球或免疫相關的防禦細胞，可能不像正常人的防禦細胞，會出動對抗細菌或病毒；就算有出動，戰力一定也比正常人來得弱。

因此，血糖控制差的人，很容易產生感染症，除了經常感冒，甚至也很容易因為肺炎或生殖泌尿道感染住院。細胞生長再生出現問題，血液循環也會不佳，傷口因而難以癒合，甚至變成慢性傷口，引發蜂窩性組織炎。若是傷口感染惡化，就有可能要手術清創，嚴重一點，甚至可能會截肢。

建議糖友們要定期施打疫苗，尤其每年都要打流感疫苗，盡量不要讓自己有生病的機會。施打疫苗、維持手部清潔，適時戴口罩做好防護，阻絕被傳染的風險。

根據統計，血糖控制不好的人容易感染肺炎或是新冠肺炎，而且死亡率較一般人及一般的糖尿病患者還高。所以糖尿病的病人，血糖一定要控制，血糖控制不好，會更加重疾病嚴重的症狀。千萬別忽視了預防的重要性。平常沒有定期施打流感疫苗，或肺炎鏈球菌疫苗，再加上血糖控制差，當然就會讓病情變得更嚴重。

　　除了流感疫苗之外，也會建議老年人可以考慮接種皰疹病毒的疫苗，因為血糖太高的時候，會讓身體的免疫力變差，容易感染皰疹病毒，一旦不小心受到感染，將會破壞神經、皮膚產生水泡，有些人即使皮膚的水泡好了，但是神經受傷可能會留下神經疼痛的後遺症。

　　不過要施打疫苗前，請先找專業的醫師進行評估，確認是否適合施打，再進行施打！

接種疫苗，減少疾病重症率

　　曾有一個學生，本身沒有罹患糖尿病，但因為風濕及免疫調節的問題，平日有接受藥物治療。

　　沒想到在某一個暑假，因為發燒被送到急診就醫，竟發現是嚴重的肺炎。在此之前，他沒有接種肺炎或流感疫苗，平常也沒戴口罩預防感染的習慣。很可惜的是，即使用盡了各種治療及藥物，最終因感染肺炎而插管急救，還是挽回不了他的生命。

　　還有一位因罹癌進行化學治療的阿伯，突然之間感染肺炎進入加護病房插管，最後也離世，這中間的進程非常快。其實，避免感染是很重要的一環，或許施打疫苗不能百分百防止感染，但是少一點感染機率總是好事。

　　疫苗的保護力通常是 5 到 10 年，有時候在 65 歲時再追加一劑，端看每個疫苗的種類。流感是每年都要施打，因為會預判每年流行的疫情變化；肺炎鏈球菌則是要看施打的劑型及接種歷史，以便做施打的規劃。

▲ 建議接種的疫苗種類：

疫苗名稱	接種建議	附註
B 肝疫苗	建議 60 歲以下接種；60 歲以上可跟醫療團隊討論。	台灣從 1986 年 7 月開始，新生兒已常規接種 B 肝疫苗。
人類乳突病毒（HPV）疫苗	建議 26 歲以下接種；27 至 45 歲可跟醫療團隊討論。	
流感疫苗	建議所有糖尿病患者接種。	
肺炎鏈球菌疫苗	18 歲（含）以上成人以及 65 歲（含）以上長者都建議接種。	目前國內肺炎鏈球菌疫苗有 23 價肺炎鏈球菌多醣體疫苗（PPV23）與 13 價結合型肺炎鏈球菌疫苗（PCV13）。國外的 15 價及 20 價結合型肺炎鏈球菌疫苗（PCV15 及 PCV20），若引進台灣後，會有更多選擇。

減量破傷風白喉非細胞性百日咳混合疫苗（TDAP）	建議所有成年人接種，並建議每10年追加1劑；孕婦需另追加施打。	・意外創傷高風險族群，如軍人、警察。 ・有較高風險得到破傷風者，如接觸土壤汙物的工作者。 ・嬰幼兒照顧者、醫療照護人員、做月子中心及嬰幼兒托育機構之員工有較高的風險可能被傳染百日咳。
帶狀皰疹疫苗	建議50歲（含）以上成人接種。	
A肝疫苗	目前尚未列入常規接種建議，但若前往A型肝炎盛行地區或是於中國工作的台商或家屬，可以考慮接種預防。	台灣從2018年1月起，A型肝炎疫苗已納入幼兒常規疫苗項目。

糖尿病可以痊癒嗎？

「糖尿病可以逆轉嗎？」、「糖尿病可以痊癒嗎？」許多病患在門診得知自己的血糖超過正常值，已經罹患糖尿病前期或是糖尿病，在離開診間之前都會這麼問。

有些人害怕吃一輩子的藥、打一輩子的胰島素，常常消極不認真控糖，反倒最後引發各種併發症。

「只要做好飲食控制、規律運動，生活作息正常，就可以控制血糖，緩解症狀。」糖尿病是血糖代謝異常的問題，如果控制飲食、運動、紓解壓力、減重，再配合藥物治療，就會讓血糖回到正常值，會稱這個現象為「緩解」，而不是用「痊癒」、「逆轉」等字眼。

我認為「逆轉」和「完全治癒」這些詞彙有些時候有點誇大，用「緩解」比較恰當。因為人還是會變老，很多人之後還是會產生血糖代謝異常的問題，只是目前緩解而已。

「武龍醫生，緩解的定義到底是什麼？」目前有一種是用檢測的方法──空腹血糖值、糖水試驗、糖化血色素，來評估血糖代謝是否正常。

假設一個項目是一個圓，這 3 個圓圈全部都正常的機率非常低，大部分的患者只是可以不靠藥物達到空腹血糖正常、糖化血色素正常，可是如果再做喝糖水試驗，結果可能就是異常。

也因此即使糖尿病患者在不用藥物控制血糖之下，能進步到空腹血糖，及糖化血色素（HbA1c）在正常人的範圍，會稱它為「緩解」，而不是治癒。

糖尿病前期的症狀很難察覺，但目前來說，剛診斷糖尿病時，及早配合醫囑進行減重、飲食控制的人，就

越有機會緩解糖尿病，達到不吃藥就能控制血糖的程度，產生的併發症也會比較少，如果遲遲不重視，一直排斥吃藥，導致血糖控制不佳，就容易引發多重病變，嚴重影響生命，不可不慎。

▲ 糖尿病的緩解型態

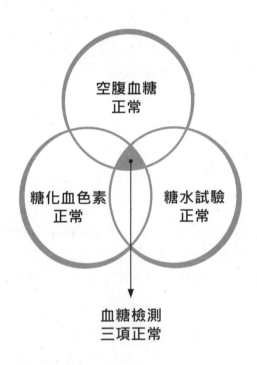

6

糖尿病神經病變 × 手腳發麻、刺痛，
還會引發憂鬱症？

> 血糖會影響神經的狀況，周邊神經發生病變之後，手就
> 會有麻、痛、癢或是刺痛感，嚴重影響生活品質。

58 歲張先生有高血壓和糖尿病的病史，最近開始經常感覺手腳發麻，更出現一碰皮膚就疼痛，而且夜間特別嚴重，進而造成長期倦怠、心情憂鬱，日常生活中甚至常常痛到失眠，導致生活品質低落。

張先生對此不堪其擾，只好求助醫院，最後發現原來是糖尿病周邊神經病變。

神經病變，不都是糖尿病造成的

神經分成中樞神經、周邊神經跟自律神經，所以只要是神經都會神經病變，如果找不到其他致病的原因，

只有糖尿病病史的話，就可能是糖尿病神經病變。

不同的神經病變部位，會有不同的症狀。例如是周邊神經的話，比如手腳、頭頸部的神經，這些周邊神經發生病變之後，就會有麻、痛、癢的感覺，或是有刺痛感，有人就會生活品質變差。如果是自律神經異常，就可能心悸或心律不整。

神經感覺異常的時候，也會伴隨著失眠、憂鬱、睡眠品質變差。造成手麻的原因有很多種可能，例如脊椎損傷，或是甲狀腺功能不足、B群不足導致的周邊神經病變，這些原因只要透過抽血或影像檢查，通常都可以篩檢出來，如果將這些常見原因都排除過後，只剩血糖會影響神經的狀況，這時我們才會推斷是糖尿病引起的神經病變。

我們不會一開始就輕易斷定神經病變是血糖原因引起的，例如有些病人手麻，只是工作使用過度而引起的腕隧道症候群而已。如果是神經被壓迫，只要注射高濃度葡萄糖，讓這些神經不要再被壓迫，如此一來，手麻、腳麻的情形就跟著會改善，這樣的治療方式叫做「神經解套注射」，目前也有越來越多人，在手術前，會先採用這樣低風險的治療方式。

曾經有一個第一型糖尿病的病人，因為腳麻遲遲沒有改善，就到醫院來找我：「武龍醫生，我只要壓了這個地方，腳就會特別麻。」經過檢查之後，發現是神經被壓到，並不是糖尿病神經病變，後續治療就是在神經

處做「神經解套注射」，最後也順利紓解了腳麻的困擾。

但如果不是這一類情形因壓迫神經引起的手麻、腳麻的話，而是純粹糖尿病引起，還是得要回歸到血糖控制，才能夠慢慢地改善。

掌控日常可變因素，預防糖尿病神經病變

「武龍醫生，我的腳還是又麻又痛的。」一位 60 歲的糖尿病患者固定回診時，說自己的腳都會麻痛。

我一開始懷疑是不是脊椎壓到，可是在詢問之後，這名患者告知曾去復健科和神經外科看過，檢查結果都沒事，所以排除脊椎壓到的腳麻，那麼剩下的唯一原因，就是糖尿病引起的神經病變，或是血管造成的麻痛。

為什麼還提到血管因素呢？因為有的是下肢血管阻塞，所以腳容易感到麻痛，那麼應該要去疏通血管。雖然跟糖尿病有關，但是它是血管的阻塞更嚴重，即使血糖控制下來，疼痛也不會馬上改善。麻痛問題有可能來自於神經，也有可能是來自血管，而高血糖會造成神經損傷，也會造成血管硬化，甚至是血管阻塞。

要檢出血管病變與阻塞，通常會做血管攝影檢查，檢查從心臟到手或是心臟到腳的血管有沒有阻塞，如果嚴重阻塞的話，有些人就會容易抽痛，即使吃止痛藥，麻痛還是常常好不了。所以，如果疼痛部位的血管血流都正常，也排除了其他的甲狀腺、風濕免疫疾病、營養缺乏或肌肉、肌腱、韌帶的軟組織受損等因素。那麼就

可能是純粹的神經痛，而這神經痛就可能來自於長期血糖偏高，累積了神經毒性，神經被破壞所引起的。

糖尿病神經病變來自於長期的神經毒性傷害以及微血管病變。傷害神經的神經毒性物質，來自於血糖的代謝產物，所以預防或改善糖尿病神經病變的基本原則，就是控制血糖；再者，糖尿病有時會誘發軟組織不正常增生，而導致神經附近的壓迫，或有沾黏牽扯的情形，只要做某些特別的動作或姿勢，就造成神經症狀。

如果是這種壓迫或有沾黏牽扯情形，除了復健治療外，或許還可以用「神經解套注射術」治療。雖然神經解套注射術治療可以改善症狀，但是該控制的血糖還是得控制，不然軟組織不正常增生之下，神經受擠壓後的麻痛症狀，會再復發。

當血糖控制穩定之後，這種神經毒性物質累積的影響，可能得要好幾年的時間才能解緩。目前有一些糖尿病神經病變治療指引，建議可服用能夠抗氧化的 α-硫辛酸（Alpha-lipoic acid）來減少神經毒性物質帶來的傷害。菠菜、花椰菜、番茄等蔬菜中，含有較多的 α-硫辛酸；動物的心臟、肝臟及腎臟，也含有較豐富的 α-硫辛酸。

有些糖尿病神經病變的患者，在調整飲食內容時，也加入這些食材後，神經病變的症狀，開始有了改善。不過飲食原則還是強調原型食物及來源的多樣性為主，不要只攝取含 α-硫辛酸較多的食材。

武龍醫師 糖尿病 診療室

千萬別輕忽！耳鳴、聽力受損竟與糖尿病有關？

耳鳴跟聽力受損的原因有很多，但是很多人不知道原來也跟糖尿病有關。門診中，也會遇到耳鼻喉科醫師轉診過來篩檢糖尿病的個案，也有因為耳鳴或是聽力受損看過好多醫師，最後才發現自己是糖尿病的患者。

曾有一項研究，篩檢過 589 個第二型糖尿病的患者和 15,622 個非糖尿病的患者，結果顯示非糖尿病的患者約有 14％的人有聽力受損或耳鳴現象，而第二型糖尿病的患者卻高達 34％。

另有研究調查，聽力受損或耳鳴的患者，有較高比例的葡萄糖代謝異常，以及比較高的胰島素濃度。

耳鳴的原因當然很多，可能是美尼爾氏症、癌症、胃食道逆流，或是情緒精神問題所致。若是耳鳴問題一直沒有好轉，或是有聽力受損的情形，記得尋求專業耳鼻喉科醫師幫忙，如果發現血糖異常，也請控制好血糖。

※ 延伸參考：

1、Orv Hetil. 2013 Mar 10;154(10):363-8.Hearing impairment and tinnitus in patients with type 2 diabetes.

2、Int Tinnitus J. 2001;7(1):54-8.Metabolic disorders in vertigo, tinnitus, and hearing loss.

有周邊神經病變的人，容易有腳部傷口

如果是糖尿病神經病變的病人，腳底的感覺能力變差，有時候無法感知到腳底受傷或疼痛，所以每天都要檢查腳部有沒有受傷，如果有傷口的話，就要趕快治療，免得傷口擴大、惡化到需要截肢。有時糖尿病的傷口並非一兩天或一星期就能順利癒合，有些人的傷口會進展成慢性傷口，超過 3 個月以上的治療，都還是無法完全癒合。因為糖尿病的傷口不好照護，最好的辦法就是不要受傷。

糖尿病神經病變引起腳趾傷口潰瘍的患者，也常有關節攣縮、變形的情形，造成傷口更容易受到撞擊、惡化。除了常見的抗生素治療及清創手術外，現在有一種治療傷口的方法，是切除鬆開腳趾頭關節底下的肌腱及韌帶，鬆開後可有效增加腳趾頭的活動度。國外研究發現，這種方式有助提升傷口的癒合能力，加速傷口癒合。因此，我建議糖尿病患者，平時除了檢查有傷口外，也可以幫腳趾的關節伸展，並拉筋鬆動筋膜，不要讓它繼續攣縮、變形，或許這樣方法也能有助於減少傷口或者幫助腳趾底下的傷口癒合。

想要預防糖尿病神經病變，就要從日常飲食及控糖開始。有一部分的人是在糖尿病前期時，就有神經病變的症狀了，預防神經病變不用等到糖尿病才開始，糖尿病前期時，就應該要積極控糖了。透過掌控日常「可以改變」的因素，控制妥當，就能讓自己盡量遠離糖尿病

的威脅，就也不會走到神經病變的階段。

周邊神經病變，原是血管瘤或內出血壓迫神經

手麻、腳麻，或是手腳無力，都是周邊神經病變的相關症狀，若是再嚴重一些，甚至還會有疼痛的感覺。

關於周邊神經病變，常見原因有糖尿病周邊神經病變、感染、營養缺乏、藥物副作用，以及外傷、出血、腫瘤或是血管瘤壓迫等特殊因素。

一般而言，軟組織內出血或是有腫瘤、血管瘤，照X光是看不出來，也因此，有些患者可能都會拖上好一陣子，最後才遇到「對的醫師」、「對的檢查」，而發現原來有出血、腫瘤，或是血管瘤壓迫周邊神經的問題。

因此，若是透過關節軟組織超音波檢查，可以協助診斷此情況，最常用的檢查便是關節軟組織超音波。

臨床中有一名患者，透過檢查發現腳部有一顆動脈瘤，也因為動脈瘤太大，壓迫到神經，使得患者會有腳麻、腳痛的症狀。

如果是動脈瘤腫大壓迫到神經，藉由吃藥治療周邊神經病變的症狀，效果可能不會太好。反過來說，如果糖尿病患者連吃藥治療，還是無法改善症狀，或許就要考慮是否有其它原因，千萬別一味地認為只要一直控制血糖，這些痠、麻、痛的症狀，以後就會慢慢好。

「武龍醫生，如果沒有外傷的病史，也會有出血的

可能嗎？」經常有患者問我這個問題。

臨床上，我經常遇到腿部或手部腫大的患者，而且都是在別處吃抗生素或利尿劑，且一直都沒有改善，之後才輾轉經由別人介紹，來到我的門診評估原因。

通常在我做完關節軟組織超音波，跟患者解釋，腿部或手部腫大是因內出血的時候，他們往往都會一副不可置信的表情，然後問我：「我沒有撞到，怎麼會內出血？」

根據過往經驗，這類患者常常有吃「通血管」的藥物，也就是所謂的抗凝血劑，雖然抗凝血劑讓人熟知的症狀是腸胃道出血，但是軟組織內出血的個案，其實也不少見。

我們都以為軟組織內出血，出血後的血塊會慢慢吸收，然後自然消腫。但是，事實往往並非如此。

我曾遇過不少患者，即使等待 1 個月，甚至 3 個月以上，血塊都還不會吸收的情況，而且血塊造成的壓迫腫脹，進而造成疼痛，也因為血塊沒有吸收、變小，也就一直沒有改善。

其實要處理軟組織內出血的血塊，並不困難，通常只要用適當的針，定位下針後抽吸，血塊就可以被吸出來，等到吸出血塊之後，患者的症狀也會立即有所改善。

糖尿病神經病變，竟導致截肢？

若是糖尿病患者的足部發生潰瘍（Ulceration），而

且跟神經病變或是周邊動脈血管疾病（Peripheral arterial disease）有關的話，這樣的足部問題就稱作「糖尿病足」（Diabetic foot）。

「武龍醫生，到底是什麼因素造成足部潰瘍？」

一般而言，常見的足部潰瘍原因有神經病變、周邊動脈血管疾病，或是外傷。曾有研究指出，高達9成的糖尿病足的患者有神經病變，而且神經病變會使得運動、感覺、自主神經受損；若運動神經病變，還會造成肌肉無力，甚至萎縮；若感覺神經病變，就會感覺喪失保護作用，喪失對於壓力、熱傷害和疼痛等保護感覺，因此無法察覺足部已經受傷。

而周邊神經病變的人，會常有不自覺的重複性受傷，若是不加以留意的話，嚴重的話還可能會導致潰瘍和感染。因此，臨床上也有因為糖尿病神經病變，而導致截肢的案例。

美國糖尿病協會（ADA）2017年的治療指引曾指出，增加潰瘍或截肢的風險有：

一、血糖控制不良（Poor glycemic control）。

二、周邊神經病變而且有保護感覺消失（Loss of protective sensation）。

三、足部潰瘍或截肢病史。

四、有會引致潰瘍之厚繭（Preulcerative Calluses）、雞眼（Corns）或是周邊動脈血管疾病。

五、抽菸。

六、視覺障礙（Visual impairment）。

七、糖尿病腎病變，尤其是洗腎患者。

一般若是有足部潰瘍，大部分的人會有機會癒合，但是可能會有約 10 ～ 15％的人不會癒合。其中，5 ～ 24％的人可能會遇到截肢的可能。

若是有神經病變的傷口，可能會需要 20 週才能癒合，若是有神經病變及缺血性潰瘍（Neuroischemic ulcer），則會大大提高需要截肢的風險。

總而言之，只有神經病變，不代表足部潰瘍不會癒合，也不代表會截肢，因此切勿過度焦慮。

但若參照美國糖尿病協會所列的潰瘍或截肢的風險，患者有的風險一個一個慢慢地增加時，截肢的風險當然也就會越來越高。

這也是為什麼每次看到有傷口的糖尿病患者，我都會苦口婆心地勸說戒菸、多做足部檢查，以及控制血糖。

此外，若是本身傷口癒合比較緩慢的人，也要耐心等待，切勿急著尋求偏方。

自律神經病變，也會造成心悸或疼痛

自律神經病變的原因很難找，而且有時也不好診斷，

因為自律神經本身就藏在深處，精確的檢測本來就不容易。沒有辦法像其他周邊神經一樣，可以敲敲打打，發現哪裡發麻、疼痛。

通常患者都是發生什麼症狀，就去找相對應的科別，可是有時候不一定找對科。曾有一位病人經常性胃痛，看了許多次的腸胃科、吃了潰瘍藥之後，還是沒有痊癒。

她停經之後，因為常見更年期症狀，常常會心悸、熱潮紅或失眠，不時也伴隨著膝蓋痛。因為藥物治療更年期症狀的效果不佳，所以接受了改善自律神經失調的星狀神經阻斷術。沒想到術後兩星期後的回診，除了心悸、熱潮紅或失眠有改善之外，她笑著說：「竟然做完治療後的隔天，就不會胃痛了，膝蓋痛也有改善！」原來胃痛及膝蓋痛的一部分原因，都是因為自律神經所造成的！

大部分的胃痛或膝蓋痛都不會是自律神經病變引起的，不過若是胃痛或膝蓋痛一直治療都很難好，怎麼樣做局部的復健或治療都不見起色，若是再加上長期血糖控制不佳，或是有遭遇重大傷害事故或身心創傷，就可以考慮是否為自律神經失調引發。

星狀神經節阻斷術，臨床應用與療效

關於那些難以治療的頭暈、暈眩、耳鳴、失眠，甚至是顏面神經疼痛，部分原因可能來自於自律神經失調。

當藥物治療無效的時候，利用星狀神經節阻斷術來治療，就是一個很好的選項。此方式除了可用來治療頭暈、暈眩、耳鳴、失眠之外，也有人拿來治療更年期症狀，或是乳癌患者的熱潮紅。

很多曾罹患新冠肺炎（COVID-19）的人，儘管痊癒之後，仍會有長新冠（Long COVID）的症狀，例如：心悸、疲倦、暈眩，以及注意力不集中。目前國外也有研究發現，使用星狀神經節阻斷術可能可以改善長新冠的症狀，甚至有的人還因此恢復了嗅覺。

「武龍醫生，為什麼星狀神經節阻斷可以改善這些症狀？」

自律神經支配著人體許多器官，控制人體的溫度、心跳、消化和流汗。然而，自律神經不受人為的意識控制，而是自行運行，但是情緒、壓力、荷爾蒙改變、停經或更年期，都會影響自律神經的調整。

因此，有些人可能會有難以治癒的心悸或失眠等問題，一直找不出原因，而糖尿病患者若是長期處於高血糖狀態，也是一種身體的壓力，就會比一般人更容易有自律神經失調的症狀。

星狀神經節（Stellate ganglion）屬於交感神經節，位置大略是在第 7 頸椎和甲狀腺和頸動脈的附近。

星狀神經節阻斷術並不是要做手術把神經切斷或燒壞，其實只是用麻醉藥讓星狀神經節暫時不要放電，等

麻醉藥的藥效退了之後，星狀神經節的功能會「重新開機」。

有的人的自律神經失調，經過了這樣的「重新開機」調整，自律神經失調的症狀就會好轉。

這就很像以前早期的電腦當機，螢幕呈現「藍畫面」，任憑你怎麼按鍵盤，電腦都不會有任何反應一樣。

不過，當你把電腦關掉、重新開機，電腦也許就可以重新運作，恢復正常。

▲ 星狀神經節與心臟的支配圖示

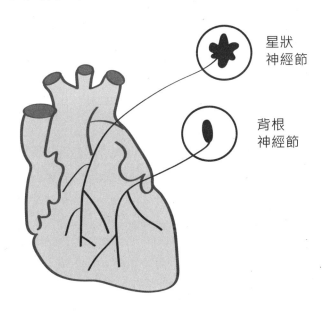

星狀
神經節

背根
神經節

※ 資料來源：Int. J. Mol. Sci. 2020, 21(21), 7827

星狀神經節（圖中星星處）的神經有支配到心臟，所以當自律神經失調時，可能常常會有心悸或是胸悶的症狀，但是心電圖卻不一定有異常表現。

　　雖然心悸、心跳快速的人，有一部分是因為甲狀腺亢進所引起的，但是患有自律神經失調的人，抽血檢查不一定看得到有甲狀腺亢進的現象。

　　抽血檢查很容易檢查出是否有甲狀腺亢進，但是通常自律神經失調無法藉由抽血檢測得知。

　　因此，有些經常感到心悸或心跳較快的患者，做完星狀神經節阻斷後，這些查無病因的症狀，可能就會有所改善。

　　星狀神經節並不直接支配三叉神經或聽神經，但是在交感神經鏈的路徑上，旁邊就有三叉神經和其它腦神經。因此，極有可能是因為交感神經與這些周邊神經太過靠近，所以當自律神經失調的時候，交感神經一直在「開火」，位在旁邊的神經自然也就被波及到了。

　　這也是為什麼有些人的顏面神經失調或疼痛，在經過星狀神經節阻斷術的治療後，疼痛竟然跟著改善。

星狀神經節阻斷的方法

星狀神經節阻斷術的施行，並不困難。

在早期，是找到人體頸部的相對位置下針，注射麻醉藥。不過，直接透過這樣的方式，藥物施打的準確度可能會有比較大的偏差，進而影響到療效。

如今，星狀神經節阻斷術的施實方法，很多醫師會藉由超音波，做更精確的定位，也比較不容易傷害到旁邊的組織。

星狀神經節位在頸長肌和頸椎橫突的附近，經由超音波導引下針，注射麻醉劑，可以避免傷害到頸動脈，或是傷害到下甲狀腺動脈，而且可能只需要低劑量的麻醉藥，不過患者是否適用，還是得經由專業醫師進行評估。

※ 延伸參考：

1、Liu LD, Duricka DL. Stellate ganglion block reduces symptoms of Long COVID: A case series. J Neuroimmunol. 2022 Jan 15;362:577784.

2、P erin PC, Maule S, Quadri R. Sympathetic nervous system, diabetes, and hypertension. Clin Exp Hypertens. 2001 Jan-Feb;23(1-2):45-55.

3、Nielsen FS, Hansen HP, Jacobsen P, Rossing P, Smidt UM, Christensen NJ, Pevet P, Vivien-Roels B, Parving HH. Increased sympathetic activity during sleep and nocturnal hypertension in Type 2 diabetic patients with diabetic nephropathy. Diabet Med. 1999 Jul;16(7):555-62.

　　總結以上糖尿病的神經病變，除了目前最新的治療之外，還是要回到「預防」這件事情上面。

　　想要預防糖尿病及衍生的相關併發症，就要從日常飲食開始，若是發現自己有糖尿病前期的徵兆，也請及早就醫，跟專業醫療團隊一起對抗糖尿病，及早發現，及早治療，才可以回復到健康的美好生活！

超實用！糖尿病線上自我管理工具

糖尿病風險評估
計算機

線上血糖數值換算：
mmol/L 換算成 mg/dL

線上血糖數值換算：
mg/dL 換算成 mmol/L

線上工具：
平均血糖數值換算
糖化血色素 HbA1c

線上工具：
糖化血色素 HbA1c
換算平均血糖數值

線上工具：
糖化白蛋白 (GA)
換算平均血糖數值 (eAG)

線上工具：
胰島素阻抗性及
胰臟 β 細胞功能

雪梨大學資料庫
查詢 GI 值、GL 值

＊以上資料摘自：「控糖筆記：專業圖解糖尿病及甲狀
腺衛教網站」

國家圖書館出版品預行編目 (CIP) 資料

醫解糖尿病：武龍醫師的控糖解方、臨床案例與醫療
實證 / 莊武龍作 . -- 第一版 . -- 臺北市：博思智庫股份
有限公司 , 2023.05 面 ; 公分

ISBN 978-626-96860-6-3(平裝)

1.CST: 糖尿病 2.CST: 保健常識

415.668   112005286

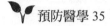

預防醫學 35

醫解糖尿病
武龍醫師的控糖解方、臨床案例與醫療實證

作　　者｜莊武龍
主　　編｜吳翔逸
執行編輯｜陳映羽
專案編輯｜胡　棧、千　樊
資料協力｜陳瑞玲
美術主任｜蔡雅芬
媒體總監｜黃怡凡

發 行 人｜黃輝煌
社　　長｜蕭艷秋
財務顧問｜蕭聰傑
出 版 者｜博思智庫股份有限公司
地　　址｜104 台北市中山區松江路 206 號 14 樓之 4
電　　話｜(02) 25623277
傳　　真｜(02) 25632892

總 代 理｜聯合發行股份有限公司
電　　話｜(02)29178022
傳　　真｜(02)29156275

印　　製｜永光彩色印刷股份有限公司
定　　價｜300 元
第一版第一刷　2023 年 5 月

ISBN　978-626-96860-6-3（平裝）
© 2023 Broad Think Tank Print in Taiwan

博思智庫股份有限公司

博思智庫粉絲團　Facebook.com/broadthinktank